ULLSTEIN

Das Buch

Für dieses große ALDI-Diätbuch wurden die drei Ausgaben »Fatburner – Die 100 besten ALDI-Rezepte« und »Schlank und fit mit ALDI« von Wolfgang Elsner sowie »Die ALDI-Diät« von Sonja Carlsson und Gerhard Hörner zu einem praktischen Sammelband zusammengefasst.

Wer preiswert und ohne großen Aufwand einkaufen und kochen, aber dennoch auf gesundem Weg abnehmen will, liegt beim kultigsten Supermarkt der Republik genau richtig. Von der Blitzdiät bis zur Vier-Wochen-Diät bietet dieser Band alles, was man braucht, um den Pfunden dauerhaft zu Leibe zu rücken.

Die Autoren

Wolfgang Elsner ist freischaffender Journalist in Hamburg und arbeitet vor allem in den Bereichen Ernährung und Gesundheit.

Sonja Carlsson ist diplomierte Ökotrophologin.

Gerhard Hörner arbeitet als freier Journalist und hat bereits zahlreiche Bücher veröffentlicht.

Wolfgang Elsner
Sonja Carlsson
Gerhard Hörner

Das große ALDI-Diät-Buch

Ullstein

Besuchen Sie uns im Internet:
www.ullstein-taschenbuch.de

Umwelthinweis:
Dieses Buch wurde auf chlor- und säurefreiem Papier gedruckt.

Ullstein Verlag
Ullstein ist ein Verlag der Ullstein Buchverlage GmbH.
Originalausgabe
1. Auflage Februar 2004

Umschlaggestaltung: Petra Soeltzer, Düsseldorf
Titelabbildung: Getty Images/Stone (Fotografie: Erik Dreyer)
Satz: Pinkuin Satz und Datentechnik, Berlin
Druck und Bindung: GGP Media, Pößneck
Printed in Germany
ISBN 3-548-36582-5

INHALT

Fetttabelle

Wie viel Fett enthält welches Lebensmittel?

(Fettgehalt pro 100 g)

Aal	24,0 g
Äpfel	0,5 g
Ananas	0,2 g
Bananen	0,2 g
Bockwurst	26,0 g
Bratwurst	28,0 g
Brokkoli	0,2 g
Butter	80,0 g
Cervelatwurst	32,0 g
Champignons	0,3 g
Cornedbeef	6,0 g
Cornflakes	0,7 g
Edamer	6,0 g
Emmentaler	6,0 g
1 Eigelb	6,0 g
Fischstäbchen	5,0 g
Fleischwurst	25,0 g
Frischkäse, fettarm	16,0 g
Geflügelwurst	18,0 g
Gouda	6,0 g
Grüne Bohnen	0,5 g
Gurken	0,2 g
Hackfleisch, gemischt	17,0 g
Hähnchenbrustfilet	1,0 g
Haferflocken	5,0 g
Harzer Käse	0,6 g
Honig	0,0 g
Joghurt, fettarm	1,5 g
Kartoffeln	0,3 g
Kartoffelchips	39,0 g
Kohlrabi	0,1 g
Kondensmilch 4 %	4,0 g
Konfitüre	0,0 g
Krabben	1,0 g

Lachs, geräuchert	7,0 g
Lachsschinken (ohne Fettrand)	4,0 g
Leberwurst	28,0 g
Magerquark	0,2 g
Mayonnaise	80,0 g
Margarine, halbfett	40,0 g
Margarine	80,0 g
Mortadella	29,0 g
Mozzarella	16,0 g
Nudeln	1,0 g
Olivenöl	100,0 g
Pommes frites	13,0 g
Putenbrust, geräuchert	5,0 g
Rahmspinat	3,0 g
Reis	1,0 g
Salami	50,0 g
Schinken, gekocht (ohne Fettrand)	4,0 g
Schinken, geräuchert (ohne Fettrand)	8,0 g
Schlagsahne	30,0 g
Schmand	24,0 g
Schokolade	30,0 g
Schweinefilet	2,0 g
Seehecht	0,4 g
Sultaninen	0,5 g
Toastbrot	2,0 g
Tomaten	0,2 g
Thunfisch in Öl	21,0 g
Vollkornbrot	0,8 g
Vollmilch 1,5 %	1,5 g
Weichkäse, französisch	60,0 g

Abnehmen mit ALDI – kein Problem!

Falls Sie zu den wenigen Menschen gehören, die noch Vorbehalte gegen ALDI hegen (ALDI ist billig, ALDI hat keine Markenartikel, und die Läden sind schäbig eingerichtet), dann sollen diese gleich zu Beginn dieses Buches aus der Welt geschafft werden. Ja, ALDI ist billig, ja, ALDI hat wenig Markenprodukte, ja, die Ladengeschäfte von ALDI sind mehr als schlicht. Doch billig muss ja nicht gleich schlecht bedeuten. Früher als »Armeleuteladen« verschrien, in dem sich niemand sehen lassen wollte, der etwas auf sich hielt, hat sich ALDI zu einem (fast) normalen Supermarkt gemausert, mit qualitativ hochwertigen und gleichzeitig preisgünstigen Produkten. Die speziell für ALDI hergestellten Artikel sind laut *Stiftung Warentest* nicht schlechter als die entsprechenden Markenprodukte. Oft genug verstecken sich hinter den wohlklingenden ALDI-Namen gerade diese herkömmlichen Markenprodukte, die eben nur nicht unter dieser Marke im Regal stehen und daher billiger verkauft werden können. Das ist doch nicht schlecht, oder? Und die Schlichtheit der Ladengeschäfte muss auch nicht stören, da man bei ALDI immer weiß, woran man ist und wo sich welcher Artikel befindet, da jede Filiale nach demselben Muster eingerichtet ist. Und außerdem: Teuer eingerichtete Läden würden höhere Preise bedeuten!

Jetzt denken Sie wahrscheinlich »Gut und schön, zu ALDI kann man also mittlerweile gehen, doch abnehmen mit ganz normalen Produkten aus dem Supermarkt? Sogar aus einem Discounter? Geht das denn?« Und ob! Dieses Buch präsentiert Ihnen eine Vielzahl von verschiedenen Diäten, die ganz auf Ihre persönlichen Bedürfnisse zugeschnitten sind. Abnehmen muss keine Qual sein und kein Riesenprojekt, in das Sie Unmengen von Zeit, Geld und Nerven investieren müssen, um die verschiedenen Zutaten zu bekommen. Denn es gibt ja alles, was Sie für die hier vorgestellten Diäten brauchen, bei ALDI! In den Filialen ist alles gleich angeordnet, sodass Sie nahezu blind zugreifen können, und auch die Qual der Wahl entfällt.

ALDI hat eine festgesetzte Anzahl von Produkten, 600 bei ALDI Süd (vom Bodensee bis zum Main) und 700 bei ALDI Nord (vom Main bis Flensburg). Das System ist einfach: Wird ein neues Produkt in das Sortiment aufgenommen, fällt dafür ein altes heraus. Daher kann es sein, dass Sie einmal beim Einkaufen für eine der Diäten ein bestimmtes Produkt nicht unter dem hier angeführten Namen finden, doch gibt es bestimmt einen gleichwertigen Ersatz.

ALDI hat sein Frische-Sortiment in den letzten Jahren erweitert, Sie finden dort eine große Auswahl an frischem Obst und Gemüse sowie Tiefkühlprodukten. Für die tägliche Vitaminration ist als gesorgt! Sie können unter Blumenkohl, Champignons, Kohlrabi, Möhren, Paprika, Tomaten, Gurken und Bohnen wählen, oder unter Äpfeln, Bananen, Weintrauben, Orangen oder Birnen. Alles täglich frisch und zu ALDI-Preisen.

Auch »Trockenvitamine« in Form von Vitamintabletten sind mittlerweile erhältlich. Sie können Ihre Gesundheit zusätzlich mit Apfelessig-Vitaminkapseln oder Multivitamin-Brausetabletten unterstützen.

Die Diäten sehen fünf Mahlzeiten pro Tag vor; das bedeutet Frühstück, Zwischenmahlzeit, Mittagessen, Zwischenmahlzeit und Abendessen. Pro Tag werden ungefähr 1200 kcal über die Mahlzeiten aufgenommen. Die Gerichte sind natürlich untereinander austauschbar, es muss sich niemand sklavisch an die Tagespläne halten. Die Mahlzeiten sind, so nicht anders angegeben, für vier Personen (also eine Familie) angelegt. Die Gerichte lassen sich natürlich beliebig

durch zusätzliche Speisen erweitern für diejenigen Familienmitglieder, die keine Diät halten.
Und nicht vergessen: Der Kult isst mit!

Tipps für die Zeit der Diät

- Meiden Sie Fett! Es enthält doppelt so viele Kalorien wie Kohlehydrate oder Proteine. Fettreich sind zum Beispiel Schweine- oder Lammfleisch, Nüsse, Sardinen oder Aal. Fettarm dagegen sind Rind- und Hühnerfleisch (ohne Haut), Salat und Champignons, Frischfisch, z. B. Seelachs, Forelle, sowie alle Obstsorten. Außerdem sollten Sie auf Fertiggerichte verzichten, denen Fett zugesetzt ist. Schauen Sie auf die Liste der Inhaltsstoffe.
- Gehen Sie niemals hungrig zu ALDI, und halten Sie sich strikt an Ihren Einkaufszettel. Und gehen Sie am besten allein oder mit zwei Einkaufswägen durch den Laden, wenn die Gefahr besteht, dass Familienmitglieder Ihre guten Vorsätze durch Chips- und Schokoladenberge ins Wanken bringen.
- Pinnen Sie ein Foto mit Ihrem derzeitigen Aussehen an den Kühlschrank, das Sie immer daran erinnert, warum Sie diese Prozedur veranstalten.
- Trinken Sie viel! Mineralwasser, verdünnte Fruchtsäfte, Kräuter- und Früchtetee sind sehr gut geeignet. Ein paar Schlucke Wasser vor dem Essen füllen den Magen schon mal ein wenig und dämpfen das Hungergefühl. Auch mit Obst und Gemüse wie Wassermelone, Gurke, Radieschen, Tomaten und Karotten vertreiben Sie den Hunger und nehmen doch hauptsächlich Wasser und Mineralstoffe zu sich.
- Ernähren Sie sich ballaststoffreich! Das macht satt und fördert die Verdauung.
- Machen Sie Ihren Kühlschrank uninteressant, verpa-

cken Sie kalorienreiche Nahrungsmittel in blickdichte Plastiktüten und/oder stellen Sie das Licht im Kühlschrank ab.

- Sport treiben ist wichtig! Uch, denken Sie jetzt wahrscheinlich, Schwitzen, Keuchen und Fitnesscenter sind doch so gar nicht meins. Ohne Bewegung und Schwitzen geht's leider kaum, doch lässt sich schon viel erreichen, wenn man im Alltag auf Fahrstuhl und unnötige Autofahrten verzichtet. Treppensteigen, Radfahren oder die letzte Busstation zu Fuß gehen sind ein guter Anfang. Jeden Tag ein bisschen Gymnastik strafft das Gewebe und baut Muskulatur anstelle von Fett auf. Und je fitter man sich fühlt, desto leichter fällt der Schritt zu »ernsthaftem« Sport!
- Servieren Sie sich das Essen auf kleinen Tellern! So sieht dann schon eine kleine Portion wie eine richtige große Mahlzeit aus. Richten Sie das Essen schön an und nehmen Sie sich Zeit für die Mahlzeit. Wenn Sie keine Zeit haben, die Mahlzeit in Ruhe einzunehmen, dann lassen Sie sie lieber aus, als dass Sie Ihr Essen hinunterschlingen und sich dann schlecht fühlen. Die nächste Mahlzeit schmeckt dafür umso besser. Vergessen Sie nicht, viel zu trinken.
- Geizen Sie mit Salz, essen Sie viel Obst und Gemüse.
- Verzichten Sie auf Zucker, er besteht nur aus Kalorien.
- Achten Sie auf Ihre Essgewohnheiten, führen Sie ein Tagebuch, in dem Sie genau dokumentieren, was Sie wann gegessen haben, wie lange die Mahlzeiten gedauert haben, wie Ihre Stimmung dabei war.
- Sie müssen nicht akribisch Kalorien zählen, um erfolgreich Diät zu halten. Bewussteres Essen und das (stufenweise) Verzichten auf Dickmacker (etwa die zweite Scheibe Toast am Morgen) führen zum selben Ergebnis.
- Und: Lassen Sie sich durch kleine Rückfälle nicht entmu-

tigen! Wenn Ihnen Ihre Mogelei bewusst ist, dann wissen Sie richtiges Essen von falschem zu unterscheiden.

Fangen Sie doch gleich morgen an!

Abkürzungen:

EL = Esslöffel
TL = Teelöffel
kcal = Kilokalorie
Msp. = Messerspitze
Pck. = Packung
Fl. = Flasche.

Eine kleine Vorbemerkung: Es wird davon ausgegangen, dass eine Standardausstattung an Gewürzen in jedem Haushalt vorhanden ist. Die benötigten Gewürze sind jedoch der Vollständigkeit halber in den Einkaufslisten aufgeführt.

Die ALDI-Drei-Wochen-Diät

Die Diät sieht pro Tag je fünf Mahlzeiten vor, das heißt Frühstück, Zwischenmahlzeit vormittags, Mittagessen, Zwischenmahlzeit nachmittags sowie Abendessen. Pro Tag werden rund 1200 Kilokalorien (kcal) aufgenommen. Die drei Hauptmahlzeiten Frühstück, Mittagessen und Abendessen sind für die ganze Familie gedacht und die Rezepte für **vier** Personen ausgelegt. Wenn Sie nur zu zweit sind, halbieren Sie einfach die Zutatenmengen. Wie für jede Diät gilt: reichlich trinken, mindestens zwei Liter am Tag! Wenn nicht anders angegeben, stillen Sie Ihren Durst mit Mineralwasser oder Tee, der nach Belieben mit Süßstoff gesüßt werden kann. Vorsicht: Auch Fruchtsäfte enthalten Kalorien, daher dürfen Sie nur die in den Tagesplänen angegebene Menge davon zu sich nehmen. Zum Frühstück gibt es Tee oder Kaffee, ohne Milch und Zucker.

Die Rezepte für die Hauptmahlzeiten sind natürlich leicht und kalorienarm, was im Grunde allen Familienmitgliedern zugute kommt. Wer nicht abnehmen muss, kann seine Mahlzeiten einfach etwas üppiger gestalten. Die Zwischenmahlzeiten der Diät sind nur für eine Person konzipiert – nämlich für die, die abnehmen will.

Während der Diät können Sie die Mittags- und Abendmahlzeiten jederzeit tauschen. Selbstverständlich dürfen Sie auch die Mittag- und Abendessen untereinander tauschen, so beispielsweise das Abendessen des zweiten Tages mit dem des siebten Tages etc. Gleiches gilt auch für die Zwischenmahlzeiten. Im Grunde können Sie also aus dem 21-Tage-Diätplan lauter neue Tagespläne zusammenstellen und so Ihre Diät verlängern, ohne dass sie langweilig wird. Wollen Sie nur eine Woche, zehn oder 14 Tage Diät halten? – Kein Problem! Suchen Sie sich einfach für diese Zeit die Rezepte

aus, die Ihnen am besten gefallen. Oder Sie beenden die Diät nach den im Plan vorgesehenen Abschnitten, nach dem siebten, zehnten oder 14. Tag.
Die Familienmitglieder, die keine Gewichtsprobleme haben, essen die angegebenen Gerichte zusammen mit Ihnen und genehmigen sich noch ein Extra, eine Beilage, Vorspeise oder ein Dessert. Die Zutaten dafür erhalten Sie ebenfalls bei Ihrem ALDI. Unsere Liste bietet den Personen, die keine Diät machen, noch eine Vielzahl von Vorschlägen, die Mahlzeiten üppiger zu gestalten. Da ist für jeden Anlass und für jeden Geschmack etwas dabei.

1. Zu einem Gemüse- oder Kartoffelgratin können die Personen, die keine Diät machen, ihre Mahlzeit um die folgenden Lebensmittel ergänzen:
Schweinemedaillons (TK-Ware, s. 20. Tag)
Schinkenröllchen (z. B. gekochter Schinken, gefüllt)
Gyros (Prevora, TK-Ware, s. 21. Tag)
Chicken Chips (Christoph Klaus, TK-Ware)
Frikadellen (Abbelen, Kühlregal, s. 13. Tag)
Lachsfilet (Aqua)
Rotbarschfilet (Hussmann & Hahn, TK-Ware)
Fischstäbchen (Almare, TK-Ware, s. 3. Tag)
Hähnchen-Cordonbleu (allfein, TK-Ware)

2. Zu einem Fleischgericht mit Gemüse oder Salat können Sie der Familie Folgendes anbieten:
Pellkartoffeln (s. 5. Tag)
Salz- oder Petersilienkartoffeln
Schwenkkartoffeln (kleine Kartoffelkugeln in Butter geschwenkt, mit Kräutern)
Kartoffelpüree (Trockenprodukt, s. 10. Tag)
Kartoffelgratin (Feine Küche, Kühlregal, s. 1. Tag)
Rösti (s. 5. Tag)

Kartoffelpuffer
Kroketten (TK-Ware)
Schupfnudeln (Kühlregal)
Pommes frites (Superpommes)
Ofenkartoffeln (s. 3. Tag)
Bratkartoffeln
Kartoffelknödel (Instantprodukt)
Reis (USA-Reis, parboiled)
Nudeln (Landvogt)
Spätzle (Landvogt)
Tortellini oder andere italienische Nudelspezialitäten
Semmelknödel (im Kochbeutel)
Maultaschen (Rehm, Kühlregal)

3. Als Vorspeise eignen sich folgende kleine Gerichte:
a) Suppen und andere warme Vorspeisen:
Klare Rindfleischsuppe oder Geflügelbrühe mit Einlage (verquirltes Ei mit Petersilie, Nudeln, Reis, Pfannkuchenstreifen, Grieß, Haferflocken, Grießklößchen, Fleischklößchen, Leberknödel, Gemüsestreifen oder Geflügelfleisch)
Gebundene Suppe
(Kartoffel-, Champignon-, Kräuter-, Tomaten-, Blumenkohl-, Brokkoli- oder Gemüsesuppe)
Überbackener Toast (s. 12. Tag)
Überbackene Käsekartoffeln
Frittierte Champignons
Frittiertes Gemüse
(Kohlrabi, Karotten, Zucchini, Staudensellerie, Blumenkohl oder Brokkoli)
Warmer Gemüseteller (gedünstetes Gemüse)
Spargelvorspeise mit rohem Schinken
b) Kalte Vorspeisen:
Kleiner Salatteller
Tomaten mit Mozzarella

Gefüllte Paprikaschoten mit Frischkäse
Gefüllte Gurkenstücke mit Kräuterquark
Lachs mit Remoulade und Toast
Schinkenröllchen mit Spargelfüllung

4. Als Desserts bieten sich an:
Fruchtjoghurt (Premium)
Pudding (Desira)
Schokocreme mit Sahne (Ursi)
Grießpudding (Topfit)
Tiramisu (Desira)
Eiscreme (Grandessa Premium)
Obstsalat (mit frischem Obst von ALDI)
Sahnemilchreis (Desira, Kühlregal)
Gebratene Bananen mit Nüssen (Nüsse von Sweet Valley)
Frisches Obst mit Sahne
Quarkdessert mit Frucht (Desira)
Schokosplits auf Fruchtquark (Desira)
Kuchen und Torten (Teviana, TK-Ware)

Die erste Woche

Einkaufszettel für die erste Woche

Brot und Mehlprodukte

2 Pck. Vollkornbrot (Vollka Unser Kerniges, 500 g)
1 Pck. Knäckebrot (250 g)
1 Pck. Buttertoast (500 g)
1 Pck. Knuspermüsli (Knusperone, 750 g)
2 Pck. Müsliriegel (Knusperone, 8 x 25 g)
1 Pck. Spaghetti (Alino, 500 g Rohgewicht, ohne Ei)
1 kg Mehl (Sonnenstrahl)

Milch, Milchprodukte, Eier

1 l frische Vollmilch (Milfina)
1 Becher Sahne (Milfina, 200 g)
4 Becher Vollmilchjoghurt (Milfina, 150 g)
1 Becher Schmand (Milfina, 24 % Fett, 200 g)
1 Becher probiotischer Joghurt (Biotic, 3,5 % Fett, 200 g)
1 Becher Buttermilch (Milfina, 500 g)
3 Becher körniger Frischkäse
(Bayernland, 20 % F. i. Tr., 200 g)
2 Becher Magerquark (Milfina, 500 g)
1 Pck. Schmelzkäseecken
(Alpenmark, 45 % F. i. Tr., streichfähig)
1 Pck. Backcamembert (4 x 75 g)
1 Beutel geriebener Emmentaler (45 % F. i. Tr., 200 g)
20 frische Eier (Gewichtsklasse M)

Fleisch, Wurst und Fisch

1 Pck. Neuseeländische Lammsteaks, mariniert
(Prevora, TK-Ware, 400 g)

2 Pck. gekochter Hinterschinken in Scheiben
(Sauels, 200 g)
1 Pck. Wiener Würstchen (Schmälzle, Kühlregal, 8 Stück)
1 Pck. Hähnchenbrustfilets
(Gut Weissenhaus, TK-Ware, 500 g)
2 Pck. Putenbrust in Aspik, in Scheiben (Schulte, 125 g)
1 Pck. Fischstäbchen (Almare, TK-Ware, 450 g)

Öle und Fette
1 Fl. Sonnenblumenöl (Bellasan, 1 l)
1 Pck. Bioreform Vitamin-Margarine (Bellasan, 500 g)
1 Pck. Butter (Milfina, 250 g)
1 Pck. Pflanzenfett zum Braten (pomfrim, 1000 g)
1 Pck. leichte Salatcreme (Kim, 500 ml)
1 Pck. Sonnenblumenmargarine (Bellasan, 500 g)

Gewürze
Pfeffer, weißer
Paprikapulver, edelsüß
Muskatnuss, gerieben
Oregano, getrocknet
Majoran, getrocknet
Kümmel
Jodsalz mit Fluor
1 Fl. Essig
1 Fl. Zitronensaft (Citrovin, 200 ml)

Gemüse und Obst*
10 Äpfel (ca. 1 kg)
9 Bananen (ca. 1 kg)
4 Kiwis (à 70 g)
200 g Mandarinen (dann aber nur eine Dose
Mandarin-Orangen kaufen!)
ca. 1 kg Tomaten

ca. 1 kg rote Paprikaschoten
ca. 1,5 kg Karotten
1 Salatgurke (ca. 700 g)
1 kg Zwiebeln
5 Köpfe grüner Salat (ca. 1,5 kg)
ca. 5 kg Kartoffeln
1 Knolle Sellerie
1 Stange Lauch (ca. 150 g)
1 Knoblauchknolle

* Bei Obst und Gemüse muss beim Einkaufen der Abfall mit berücksichtigt werden, der durch Schälen oder Putzen entsteht. Die im Rezept angegebenen Zutatenmengen gehen von der küchenfertigen Ware aus.

Fertigprodukte
1 American Big-Country-Pizza
(Bill Collins, TK-Ware, 515 g)
1 Pck. Knusper-Rösti-Ecken (TK-Ware, 750 g)
2 Dosen Mandarin-Orangen
(Sweet Valley, 314-ml-Dose, 75 g Abtropfgewicht)
1 Pck. Kaisergemüse (Gartenkrone, TK-Ware, 750 g)
2 Pck. Rahmspinat (Gartenkrone, TK-Ware, 450 g)
2 Dosen Delikatess-Bohnen
(Gartenkrone, 580-ml-Dose, 300 g Abtropfgewicht)
1 Dose Maiskörner
(Gartenkrone, 425-ml-Dose, 285 g Abtropfgewicht)
1 Dose geschälte Tomaten (Happy Harvest, 425-ml-Dose)
1 Pck. Brechbohnen (TK-Ware, 750 g)
1 Glas Rote Bete in Scheiben
(Gartenkrone, 580-ml-Glas, 350 g Abtropfgewicht)
1 Glas Gewürzgurken
(Gartenkrone, 970-ml-Glas, 530 g Abtropfgewicht)

1 Dose Champignons, ganz
(Happy Harvest, 425-ml-Dose, 230 g Abtropfgewicht)
1 Dose Champignonstücke
(Happy Harvest, 314-ml-Dose, 170 g Abtropfgewicht)
1 Glas gefriergetrockneter Schnittlauch (Mamsell)
1 Glas gefriergetrocknete Petersilie (Mamsell)
1 Glas Delikatess-Senf (Bavaria)
1 Glas flüssiger Honig (Goldland)
1 Glas Erdbeerkonfitüre (Grandessa)
1 Glas Klare delikate Brühe
(Lachende Köchin, Instantpulver für 7 l)
1 Pck. Delikatess-Soße zum Braten
(Lachende Köchin, Instantpulver für 3 x 1/4 l Soße)
1 Pck. Süßstofftabletten (Süßli)

Getränke
2 Pck. Apfelsinensaft (Rio d'oro, 1 l)
2 Pck. Apfelsaft (Rio d'oro, 1 l)
1 Pck. Karottensaft mit Honig (500 ml)

Die Rezepte

1. TAG

Frühstück: Vollkornbrot mit Quark, Bananen und Honig (ca. 285 kcal/Portion)
4 Scheiben Vollkornbrot (à 50 g)
200 g Magerquark
2 kleine Bananen (200 g, geschält)
4 TL flüssigen Honig (40 g)
4 Gläser Apfelsinensaft mit Fruchtfleisch (à 150 ml)

Die Brotscheiben dick mit Quark bestreichen. Bananen schälen, in dünne Scheiben schneiden und schuppenartig auf den Quark legen. Den Honig darüber träufeln. Dazu den Apfelsinensaft trinken.
(Zubereitungszeit: ca. 10 Min.)
Tipp: Wer keine Diät macht, kann zusätzlich noch ein weiteres Brot mit Belag nach Belieben essen.

Zwischendurch: Knäckebrot mit Tomaten und Zwiebeln (ca. 132 kcal)
2 Scheiben Knäckebrot (20 g)
2 EL körniger Frischkäse (ca. 50 g)
100 g Tomaten
weißer Pfeffer
einige Zwiebelringe

Die Knäckebrotscheiben mit dem Frischkäse bestreichen. Die Tomaten in Scheiben schneiden, leicht pfeffern, dann zusammen mit den Zwiebelringen darauf legen.
(Zubereitungszeit: ca. 5 Min.)

Mittagessen: Kartoffelgratin und Salat
(ca. 357 kcal/Portion)
1 kg Kartoffeln (vorwiegend fest kochende Sorte)
200 ml klare Brühe
3 EL Sahne (30 g)
1 EL Mehl (15 g)
2 Ecken Schmelzkäse
weißer Pfeffer, Muskatnusspulver, Jodsalz mit Fluor
1 EL Butter (10 g)
3 EL geriebener Käse (30 g)
1 Kopf grüner Salat (ca. 300 g)
3 EL Essig
½ kleine Zwiebel (20 g)
1 TL Delikatess-Senf
1 EL gefriergetrockneter Schnittlauch
2 EL Sonnenblumenöl (20 g)

Die Kartoffeln waschen, schälen und in dünne Scheiben hobeln. Den Backofen auf 200 °C vorheizen. Die Brühe erhitzen. Sahne und Mehl einrühren und das Ganze unter Rühren aufkochen lassen. Etwa 5 Min. leise köcheln lassen, dabei den Schmelzkäse einrühren. Die Soße mit Pfeffer, Muskat und Salz würzen. Die Kartoffelscheiben in eine hitzefeste Form (mit Butter eingefettet) schichten, die Soße darüber gießen und einrühren. Den geriebenen Käse darüber verteilen und das Gratin im Backofen auf mittlerer Einschubleiste etwa 45 Min. backen. Inzwischen den Salat waschen, abtropfen lassen, putzen und in mundgerechte Stücke zerpflücken. Den Essig zusammen mit Zwiebelwürfeln, Senf, Schnittlauch, Pfeffer und Salz verrühren, das Öl dazugeben und dann das Dressing unter den Salat mischen. Das Gratin zusammen mit dem Salat anrichten.
(Zubereitungszeit: ca. 20 Min., Backzeit: ca. 45 Min.)

Zwischendurch: Bananen-Karotten-Drink (ca. 118 kcal)
½ kleine Banane (ca. 50 g, geschält)
½ Pck. Karottensaft mit Honig (Gesamtinhalt 500 ml)

Die geschälte Bananenhälfte mit einer Gabel zerdrücken, zum Karottensaft geben und alles gut durchmixen.
(Zubereitungszeit: ca. 5 Min.)

Abendessen: Große Salatschüssel mit Schinken
(ca. 311 kcal/Portion)
1 kleiner Kopf- oder anderer Blattsalat (ca. 200 g)
2 rote Paprikaschoten (300 g)
125 g Maiskörner
300 g Karotten
1 Stück Salatgurke (ca. 500 g)
4 Scheiben gekochter Hinterschinken ohne Fettrand (ca. 120 g)
½ Zwiebel (ca. 20 g)
2 EL Essig
weißer Pfeffer, Jodsalz mit Fluor
125 ml leichte Salatcreme
1 EL gefriergetrockneter Schnittlauch
4 Gläser Apfelsinensaft mit Fruchtfleisch (à 150 ml)

Den Salat waschen, abtropfen lassen, putzen und in mundgerechte Stücke teilen. Vier Salatteller damit auslegen. Die Paprikaschoten waschen, Stielansatz, Kerne, weiße Innenteile entfernen und das Fruchtfleisch in Streifen schneiden. Den Mais abtropfen lassen. Die Karotten waschen, schälen und fein raspeln. Die Gurke waschen, trocken tupfen, schälen und fein hobeln. Das Salatgemüse nun in bunter Reihenfolge nach Sorten getrennt auf den Tellern anrichten, in die Mitte den Mais geben. Die Schinkenscheiben halbieren,

die Hälften zu Tütchen aufrollen und auf dem Salat anrichten. Die Zwiebelhälfte schälen, fein würfeln und zusammen mit Essig, Pfeffer und Salz unter die Salatcreme rühren. Den Schnittlauch untermischen und das Dressing über die Salatportionen verteilen oder getrennt dazu reichen. Dazu den Apfelsinensaft servieren.
(Zubereitungszeit: ca. 30 Min.)
Tipp: Wer keine Diät macht, kann dazu geröstetes Baguette oder Toastbrot essen. Die Salatportionen lassen sich auch mit gekochtem Ei garnieren.

2. TAG

Frühstück: Knuspermüsli mit Früchten
(ca. 305 kcal/Portion)
125 g Knuspermüsli
1½ kleine Bananen (ca. 150 g, geschält)
1 Dose Mandarin-Orangen
3 Becher Vollmilchjoghurt (à 150 g)

Das Müsli in eine Schüssel geben. Die Bananen schälen und in Scheiben schneiden. Die Mandarin-Orangen abtropfen lassen und die Flüssigkeit auffangen. Das Obst unter das Müsli mischen. Den Joghurt gut verrühren, etwas Mandarinenflüssigkeit untermischen und das Ganze unter das Müsli heben. Das Müsli auf vier Schälchen verteilen.
(Zubereitungszeit: ca. 10 Min.)

Zwischendurch: Knäckebrot mit Putenaspik
(ca. 166 kcal)
2 Scheiben Knäckebrot
1 TL Bioreform Vitamin-Margarine
50 g Putenbrust in Aspik
1 kleine Gewürzgurke (ca. 20 g)

Die Brote dünn mit Margarine bestreichen, die Aspikscheiben darauf verteilen und das Ganze mit Gurkenscheiben garnieren. (Zubereitungszeit: ca. 5 Min.)

Mittagessen: Hähnchengeschnetzeltes mit buntem Gemüse (ca. 295 kcal/Portion)
400 g Hähnchenbrustfilets
1 Zwiebel (50 g)
3 rote Paprikaschoten (450 g)
100 g ganze Champignons
160 g Maiskörner (Rest vom 1. Tag)
2 EL Sonnenblumenöl
weißer Pfeffer, Paprikapulver edelsüß, Jodsalz mit Fluor
Delikatess-Soße zum Braten (für 250 ml Soße)
2 EL gefriergetrocknete Petersilie

Das Fleisch antauen lassen, dann fein schnetzeln. Die Zwiebel schälen und zu kleinen Würfeln hacken. Die Paprikaschoten waschen, halbieren; Stielansätze, Kerne, weiße Innenteile entfernen und das Fruchtfleisch in feine Streifen schneiden. Pilze und Mais abtropfen lassen. Das Öl in einer großen beschichteten Pfanne erhitzen und das Fleisch zusammen mit der Zwiebel darin rundherum scharf anbraten. Mit Pfeffer, Paprika und Salz kräftig würzen. Dann die Paprikastreifen dazugeben, kurz mitdünsten, dann das restliche Gemüse untermischen. Etwa 100 ml Wasser angießen

und das Ganze zugedeckt bei mäßiger Hitze 15 Min. durchschmoren lassen. Noch etwa 75 ml Wasser hinzugeben, Soßenpulver einrühren und das Ganze nochmals kurz durchköcheln lassen. Vom Herd nehmen, abschmecken und die Petersilie untermischen.
(Zeit zum Antauen ca. 1 Std., Zubereitungszeit: ca. 45 Min.)
Tipp: Kochen Sie dazu 150 g Langkornreis für alle. Wer Diät hält, darf davon eine kleine Portion essen (2 EL) und kommt so auf insgesamt ca. 380 kcal.

Zwischendurch: Banane (ca. 118 kcal)
1 Banane (125 g, geschält)

Abendessen: Feiner Gemüseeintopf
(ca. 279 kcal/Portion)
400 g Kartoffeln
Jodsalz mit Fluor
130 g ganze Champignons (Rest vom Mittag)
2 EL Sonnenblumenmargarine (20 g)
500 g Kaisergemüse
750 ml klare Brühe
weißer Pfeffer, Muskatnusspulver, getrockneter Majoran
2 EL gefriergetrocknete Petersilie
1 EL Schmand
2 Paar Wiener Würstchen

Die Kartoffeln waschen, schälen und mittelfein würfeln, in wenig gesalzenem Wasser zugedeckt vorgaren. Champignons abtropfen lassen. Die Margarine in einem Topf erhitzen und das TK-Gemüse darin unter Rühren andünsten. Die Pilze dazugeben und kurz mitdünsten. Kartoffelstücke abgießen, zum Gemüse geben und das Ganze mit der Brühe

auffüllen. Etwa 7 Min. zugedeckt bei milder Hitze garen, dann würzen, die Petersilie dazugeben und den Schmand einrühren. Die Wienerle in mundgerechte Stücke schneiden, in der Suppe heiß werden lassen, dann alles servieren. (Zubereitungszeit: ca. 35 Min.)
Tipp: Wer keine Diät macht, kann noch ein Dessert essen.

3. TAG

Frühstück: Brot mit Putenaspik und Frischkäse
(ca. 330 kcal/Portion)
4 Scheiben Vollkornbrot (à 50 g)
4 TL Bioreform Vitamin-Margarine
1 Pck. Putenbrust in Aspik
1 Tomate oder 2 Gewürzgurken zum Garnieren
4 Scheiben Knäckebrot
1 Becher körniger Frischkäse
4 TL Erdbeerkonfitüre (40 g)
4 kleine Gläser Apfelsaft (à 100 ml)

Die Vollkornbrote mit Margarine bestreichen, die Aspikscheiben darauf anrichten und das Ganze mit Tomaten- oder Gurkenscheiben garnieren. Die Knäckebrote mit Frischkäse bestreichen und die Konfitüre darauf verteilen. Dazu jeweils ein Glas Apfelsaft trinken.
(Zubereitungszeit: ca. 10 Min.)

Zwischendurch: Müsliriegel (ca. 103 kcal)
1 Müsliriegel (25 g)

Mittagessen: Fischstäbchen mit Rahmspinat
(ca. 388 kcal/Portion)
1 EL Sonnenblumenmargarine (10 g)
2 Pck. Rahmspinat
weißer Pfeffer, geriebene Muskatnuss, Jodsalz mit Fluor
etwas Knoblauch nach Geschmack
1 EL Mehl
1 Pck. Fischstäbchen

In einem weiten Topf die Margarine zerlassen, den Spinat dazugeben und das Ganze zugedeckt bei milder Hitze dünsten. Sobald der Spinat gut aufgetaut ist, immer wieder umrühren, gegebenenfalls 3–4 EL Wasser angießen. Den Spinat dann mit Pfeffer, Muskatnuss, Salz und Knoblauch würzen. Das Mehl je nach Konsistenz des Gemüses mit etwas Wasser verrühren und unter den Spinat mischen. Das Ganze zugedeckt ein paar Mal aufwallen lassen. Den Backofen auf 200 °C vorheizen, Backpapier auf ein Blech legen. Die Fischstäbchen auf dem Blech verteilen und im heißen Backofen auf mittlerer Einschubleiste von beiden Seiten etwa 15 Min. knusprig braun braten. Nach 7 Min. vorsichtig wenden. Fischstäbchen mit dem Spinat anrichten.
(Zubereitungszeit: ca. 35 Min.)
Tipp: Dazu können Sie für die Personen, die nicht Diät halten, Salzkartoffeln reichen.

Zwischendurch: Karottentrunk (ca. 118 kcal)
½ Pck. Karottensaft mit Honig (Rest vom 1. Tag)
100 ml Apfelsaft

Abendessen: Ofenkartoffeln und Bohnensalat
(ca. 316 kcal/Portion)
1 kg möglichst gleich große Kartoffeln
weißer Pfeffer, Jodsalz mit Fluor, Kümmel
1 EL Sonnenblumenmargarine
4 EL geriebener Emmentaler
2 Dosen Delikatess-Bohnen
1 Zwiebel (50 g)
2 EL Essig
2 EL Sonnenblumenöl (20 g)

Den Backofen auf 200 °C vorheizen. Die Kartoffeln waschen, schälen und der Länge nach halbieren. Die gerundete Oberseite jeweils fächerartig einschneiden. Dann die Kartoffeln mit der Schnittfläche nach unten auf ein mit Backpapier ausgelegtes Blech legen und die Oberseite mit Pfeffer, Salz und Kümmel bestreuen. Die Margarine durch Erwärmen verflüssigen und auf die Kartoffeln streichen. Das Ganze auf mittlerer Einschubleiste etwa 30 Min. backen, dann den Käse über die Kartoffeln streuen und das Ganze noch weitere 15 Min. backen. Inzwischen die Bohnen abtropfen lassen. Die Zwiebel schälen, fein hacken und zusammen mit dem Essig unter die Bohnen mischen. Alles mit Pfeffer und wenig Salz würzen, dann das Öl dazugeben. Die Ofenkartoffeln mit dem Bohnensalat servieren.
(Zubereitungszeit: ca. 50 Min.)

4. TAG

Frühstück: Toast mit Kräuterrührei und Apfelsaft
(ca. 282 kcal/Portion)
8 Scheiben Toastbrot (à 20 g)
1 EL Sonnenblumenmargarine (15 g)

5 frische Eier
2 EL gefriergetrocknete Petersilie
weißer Pfeffer, Jodsalz mit Fluor
4 kleine Gläser Apfelsaft (à 100 ml)

Toastbrotscheiben rösten. Die Margarine in einer beschichteten Pfanne erhitzen. Die Eier mit der Petersilie und den Gewürzen gut verquirlen, in das heiße Fett geben und stocken lassen, zusammenschieben und fertig backen. Die Eimasse auf den Broten verteilen. Pro Person zwei Brote und ein Glas Saft servieren. (Zubereitungszeit: ca. 20 Min.)

Zwischendurch: Apfel-Frischkäse (ca. 129 kcal)
1 kleiner Apfel (ca. 100 g)
3 EL körniger Frischkäse (ca. 75 g)

Den Apfel waschen, abtrocknen, vierteln, entkernen und grob raspeln. Mit dem Frischkäse mischen. (Zubereitungszeit: ca. 5 Min.)

Mittagessen: Backcamembert auf Salat
(ca. 350 kcal/Portion)
1 schöner großer Kopfsalat (300 g, geputzt)
1 Zwiebel (50g)
300 g Karotten
1 EL Delikatess-Senf
2–3 EL Essig
1 EL Apfelsaft
weißer Pfeffer, Jodsalz mit Fluor
3 EL Sonnenblumenöl
1 Pck. Backcamembert
Pflanzenfett zum Braten

Den Salat waschen, putzen und in mundgerechte Stücke zerteilen. Zwiebel schälen und fein würfeln. Die Karotten waschen, putzen, schälen und raspeln. Die Salatblätter in einer großen Schüssel mit den Zwiebeln und Karotten mischen. Den Senf mit Essig, Apfelsaft, Pfeffer und Salz verrühren. Das Öl und die Soße unter den Salat mischen. Den Salat auf vier großen Tellern anrichten. Backcamembert nach Packungsvorschrift im Fett braten, auf Küchenkrepp abtropfen lassen, dann jeweils auf dem Salat anrichten.
(Zubereitungszeit: ca. 35 Min.)

Zwischendurch: Müsliriegel (ca. 103 kcal)
1 Müsliriegel (25 g)

Abendessen: Spaghetti mit Tomaten-Karotten-Soße
(ca. 345 kcal/Portion)
300 g Spaghetti
Jodsalz mit Fluor
1 EL Sonnenblumenöl zum Kochen
200 g Karotten
1 Zwiebel (50 g)
1 EL Sonnenblumenmargarine
weißer Pfeffer, Paprikapulver edelsüß
1 Dose geschälte Tomaten
2 EL Schmand
2 EL gefriergetrocknete Petersilie
getrockneter Oregano und Majoran

Die Spaghetti in etwa 3 l kochendes Salzwasser geben, etwas Öl hinzufügen und die Nudeln nach der Packungsanweisung bissfest kochen. Inzwischen die Karotten waschen, putzen, schälen und fein würfeln. Zwiebel schälen und fein würfeln. Die Margarine in einem Topf erhitzen, Karotten- und Zwiebelwürfel darin andünsten, mit Pfeffer, Paprika und Salz würzen, etwas Wasser zugeben und zugedeckt sehr weich kochen. Währenddessen die Spaghetti auf ein Sieb schütten, abtropfen lassen, mit einer Gabel auflockern und warm stellen. Die Tomaten samt Flüssigkeit zu den weichen Karotten geben und das Ganze mit einem Passierstab fein pürieren. Den Schmand sowie die Kräuter untermischen und die Soße abschmecken. Zu den Spaghetti servieren. (Zubereitungszeit: ca. 30 Min.)

Tipp: Hier empfehlen sich als Zugabe für »Normalesser« Frikadellen.

5. TAG

Frühstück: Käse- und Honigbrot (ca. 299 kcal/Portion)
4 Scheiben Vollkornbrot (à 50 g)
4 TL Bioreform Vitamin-Margarine (10 g)
1 Becher körniger Frischkäse
2 Gewürzgurken oder 1 Tomate zum Garnieren
4 Scheiben Knäckebrot
100 g Magerquark
4 TL flüssiger Honig (40 g)

Die Vollkornbrote dünn mit Margarine bestreichen. Den Käse darauf verteilen. Gurken oder Tomate in Scheiben schneiden und die Brote damit garnieren. Die Knäckebrote mit Quark und Honig bestreichen.
(Zubereitungszeit: ca. 10 Min.)

Zwischendurch: Tomatensalat und Knäckebrot
(ca. 118 kcal)
250 g Tomaten
½ kleine Zwiebel
1 EL gefriergetrockneter Schnittlauch
1 TL Essig
weißer Pfeffer, Jodsalz mit Fluor
einige Tropfen Sonnenblumenöl
1 Scheibe Knäckebrot

Die Tomaten waschen, trocknen, halbieren, Stielansätze herausschneiden und in dünne Scheiben schneiden. Die Zwiebelhälfte schälen und fein würfeln, mit den Tomaten und dem Schnittlauch mischen. Essig, Pfeffer und Salz dazugeben, das Öl hinzufügen und alles gut vermischen. Das Knäckebrot dazu essen.
(Zubereitungszeit: ca. 5 Min.)

Mittagessen: Lammsteak mit knusprigen Kartoffelecken und Bohnen (ca. 413 kcal/Portion)
300 g Knusper-Rösti-Ecken
400 g Neuseeländische Lammsteaks, mariniert
30 g Pflanzenfett
1 TL Sonnenblumenmargarine
1 kleine Zwiebel
450 g Brechbohnen
weißer Pfeffer, Jodsalz mit Fluor

Den Backofen auf 200 °C vorheizen. Ein Blech mit Backpapier auslegen und die Knusperecken darauf verteilen. Im Backofen nach Packungsanweisung knusprig braten. Inzwischen die Lammsteaks im heißen Fett von beiden Seiten braten. Die Margarine in einem Topf erhitzen. Zwiebel

schälen, fein würfeln und darin glasig dünsten. Die Bohnen dazugeben, andünsten und dann mit Pfeffer und Salz würzen. Kartoffelecken zusammen mit dem Fleisch und den Bohnen anrichten und servieren.
(Zubereitungszeit: ca. 30 Min.)

Zwischendurch: Joghurt (probiotisch) (ca. 128 kcal)
1 Becher probiotischer Joghurt

Abendessen: Pellkartoffeln mit Kräuterquark
(ca. 252 kcal/Portion)
1 kg möglichst gleich große Kartoffeln
300 g Magerquark
100 ml frische Vollmilch
weißer Pfeffer, Salz
je 2 EL gefriergetrockneter Schnittlauch und Petersilie
1 Zwiebel (50 g)
1–2 Knoblauchzehen nach Belieben

Die Kartoffeln waschen, abbürsten und knapp mit Wasser bedeckt im geschlossenen Topf etwa 25 Min. bei mäßiger Hitze garen. Inzwischen den Quark mit der Milch verrühren, mit Pfeffer und Salz kräftig würzen und die Kräuter untermischen. Zwiebel und Knoblauch schälen. Die Zwiebel fein würfeln, den Knoblauch durch eine Presse drücken. Beides unter den Quark mischen. Die Pellkartoffeln abgießen und zusammen mit dem Quark servieren.
(Zubereitungszeit: ca. 30 Min.)
Tipp: Dazu passt als Ergänzung für »Normalesser« ein bunter Salatteller besonders gut.

6. TAG

Frühstück: Großer Obstteller zum Entschlacken
(ca. 262 kcal/Portion)
4 Bananen (à 125 g, geschält)
4 große Äpfel (à 150 g)
200 g Mandarinen oder 1 Dose Mandarin-Orangen
4 Kiwis (à 70 g, geschält)

Die Bananen schälen und in Scheiben schneiden. Auf vier Tellern hübsch anrichten. Die Äpfel waschen, abtrocknen, vierteln, das Kerngehäuse jeweils herausschneiden und dann die Viertel in dünne Spalten schneiden. Auf die Teller verteilen. Die Mandarinen schälen und in Spalten teilen (Dosenfrüchte abtropfen lassen), ebenfalls auf die Teller verteilen. Die Kiwis schälen, in Scheiben schneiden und dazulegen.
(Zubereitungszeit: ca. 15 Min.)
Tipp: Wer keine Diät hält, kann danach noch ein Brot oder Müsli essen. Verwenden Sie stets Früchte der Saison, die es bei ALDI gibt, so zum Beispiel auch Nektarinen, Pfirsiche, Weintrauben, Ananas etc. Pro Person sollten es rund 400 g Obst sein.

Zwischendurch: Entschlackungsdrink mit Gurke
(ca. 89 kcal)
1 Stück Salatgurke (ca. 150 g)
1 EL Zitronensaft
weißer Pfeffer, Jodsalz mit Fluor
150 g Buttermilch
2 EL gefriergetrockneter Schnittlauch

Gurke schälen, in kleine Stücke schneiden und zusammen mit dem Zitronensaft im Mixer pürieren. Mit Pfeffer und Salz würzen und die Buttermilch sowie den Schnittlauch untermixen. In ein Glas füllen.
(Zubereitungszeit: ca. 10 Min.)

Mittagessen: Big-Country-Pizza nach amerikanischer Art (ca. 320 kcal/Portion)
1 American Big-Country-Pizza
1 schöner, großer Kopfsalat (300 g, geputzt)
1 Zwiebel (50 g)
2 EL Essig
2 EL Apfelsaft
weißer Pfeffer, Jodsalz mit Fluor
2 EL Sonnenblumenöl
2 EL gefriergetrockneter Schnittlauch

Die Pizza nach Packungsvorschrift im vorgeheizten Backofen backen. Inzwischen den Salat waschen, putzen und die Blätter in mundgerechte Stücke pflücken. Die Zwiebel schälen und fein würfeln, dann mit Essig, Apfelsaft, Pfeffer, Salz, Öl und Schnittlauch verrühren und das Dressing unter den Salat mischen. Pizza aus dem Ofen nehmen, in Viertel schneiden und zusammen mit einer großen Portion Salat servieren. (Zubereitungszeit: ca. 15 Min.)

Zwischendurch: Entschlackungsdrink mit Apfelsaft
(ca. 143 kcal)
100 g Buttermilch
150 ml Apfelsaft
1 Spritzer Zitronensaft
1 TL Honig (10 g)

Die Buttermilch mit dem Apfelsaft verquirlen und mit Zitronensaft und Honig abschmecken.
(Zubereitungszeit: ca. 1 Min.)

Abendessen: Gemüserösti mit Kräutercreme und Rote-Bete-Salat (ca. 307 kcal/Portion)
600 g Kartoffeln
300 g Karotten
1 Zwiebel (50 g)
weißer Pfeffer, Jodsalz mit Fluor
30 g Pflanzenfett
250 g Magerquark
2 EL Schmand (50 g)
je 2 EL gefriergetrockneter Schnittlauch und Petersilie (Mamsell)
1 Glas Rote Bete in Scheiben

Die Kartoffeln waschen, schälen und raspeln. In ein sauberes Küchentuch legen und ausdrücken, dann in eine Schüssel geben. Die Karotten waschen, putzen, schälen und raspeln. Zwiebel schälen und fein würfeln. Beides den Kartoffeln hinzufügen und alles gut mit Pfeffer und Salz würzen. Das Fett in einer beschichteten Pfanne erhitzen und die Röstimasse darin ausbreiten. Scharf anbraten, dann bei milder Hitze unter gelegentlichem Wenden fertig backen. Den Quark mit dem Schmand verrühren, die Kräuter untermischen, anschließend das Ganze mit Pfeffer sowie Salz würzen. Die Rote Bete abtropfen lassen und auf vier Salatteller verteilen. Rösti und Kräutercreme dazu servieren.
(Zubereitungszeit: ca. 40 Min.)
Tipp: Dazu passt für »Normalesser« eine Fleischbeilage besonders gut.

7. TAG

Frühstück: Müsli mit Äpfeln (ca. 310 kcal/Portion)
125 g Knuspermüsli
4 Äpfel (ca. 600 g)
2 EL Zitronensaft
400 ml frische Vollmilch
2 EL flüssiger Honig (40 g)

Die Müsliflocken in eine Schüssel geben. Äpfel waschen, abtrocknen, vierteln, das Kerngehäuse entfernen und die Apfelstücke fein würfeln oder raspeln. Zusammen mit dem Zitronensaft unter die Flocken mischen. Das Ganze gleichmäßig auf vier Schälchen verteilen. Die Milch und den Honig dazugeben.
(Zubereitungszeit: ca. 10 Min.)

Zwischendurch: Karottenrohkost mit Apfel
(ca. 126 kcal)
200 g Karotten
1 kleiner Apfel (100 g)
weißer Pfeffer, Jodsalz mit Fluor
1 TL Zitronensaft
1 EL Vollmilchjoghurt (25 g)

Die Karotten waschen, putzen und raspeln. Äpfel waschen, vierteln, das Kerngehäuse entfernen und die Apfelstücke raspeln. Unter die Karotten mischen und das Ganze mit Pfeffer, Salz sowie Zitronensaft würzen. Den Joghurt untermischen.
(Zubereitungszeit: ca. 10 Min.)

Mittagessen: Rührei mit Schinken und Pilzen, Salat
(ca. 366 kcal/Portion)
8 frische Eier
weißer Pfeffer, geriebene Muskatnuss, Jodsalz mit Fluor
1 Pck. gekochter Hinterschinken in Scheiben
½ Dose Champignonstücke
1 Zwiebel (50 g)
30 g Butter
½ Kopfsalat (150 g, geputzt)
200 g Tomaten
3 EL Essig
1 TL Delikatess-Senf
2 EL Sonnenblumenöl
2 EL gefriergetrockneter Schnittlauch

Die Eier in ein Rührgefäß schlagen und zusammen mit Pfeffer, Muskat und Salz verquirlen. Schinkenscheiben in feine Streifen schneiden. Pilze abtropfen lassen. Die Zwiebel schälen und fein würfeln. Die Butter in einer beschichteten Pfanne erhitzen, die Zwiebeln und den Schinken darin anbraten, dann die Eier darauf gießen und die Pilze hinzufügen. Das Ganze stocken lassen, mit einem Pfannenwender zusammenschieben und fertig backen. Den Salat waschen, putzen und in mundgerechte Stücke teilen. Die Tomaten waschen, putzen, in Scheiben schneiden und unter den Salat mischen. Die restlichen Zutaten zu einem Dressing verrühren und über den Salat geben.
(Zubereitungszeit: ca. 15 Min.)

Zwischendurch: Müsliriegel (ca. 103 kcal)
1 Müsliriegel (25 g)

Abendessen: Herzhafte Kartoffelsuppe mit Würstchen
(ca. 280 kcal/Portion)
500 g Kartoffeln
1 Stück Sellerieknolle (ca. 100 g)
1 Stück oder 1 kleine Stange Lauch (ca. 150 g)
2 EL Sonnenblumenöl
750 ml klare Brühe
1 EL getrockneter Majoran
weißer Pfeffer, geriebene Muskatnuss, Jodsalz mit Fluor
1 Schuss Sahne (ca. 30 g)
2 EL gefriergetrocknete Petersilie
2 Paar Wiener Würstchen (Rest vom 1. Tag)

Die Kartoffeln waschen, schälen und fein würfeln. Sellerie ebenfalls schälen und fein würfeln. Den Lauch gründlich waschen, putzen, dann in feine Streifen oder Ringe schneiden. Das Öl in einem Topf erhitzen und das Gemüse darin andünsten. Die Brühe angießen, den Majoran hinzufügen und das Ganze zugedeckt bei mäßiger Hitze etwa 20 Min. köcheln lassen. Das Gemüse mit einem Passierstab im Topf pürieren, dann die Suppe mit den Gewürzen abschmecken und Sahne, Petersilie sowie Würstchen dazugeben. Die Würstchen in der Suppe heiß werden lassen.
(Zubereitungszeit: ca. 35 Min.)
Tipp: »Normalesser« können dazu geröstetes Baguette oder Toastbrot essen.

Die zweite Woche

Einkaufszettel für die zweite Woche

Brot und Mehlprodukte

8 Vollkornbrötchen
1 Pck. Vollkornbrot (Vollka Unser Kerniges, 500 g)
1 Pck. Knäckebrot (250 g)
1 Ciabatta zum Fertigbacken (300 g)
1 Pck. Haferflocken (Knusperone, 500 g)
1 Pck. Paniermehl (Lachende Köchin, 400 g)
1 Pck. Bandnudeln (Landvogt, 500 g)
1 Pck. Spaghetti (Alino, 500 g)
1 Pck. Nudeln (Alino, 500 g)
2 Pck. Langkornreis (USA-Reis, parboiled, 500 g)

Milch, Milchprodukte, Eier

1 l frische Vollmilch (Milfina)
3 Becher probiotischer Joghurt (Biotic, 3,5 % Fett, 200 g)
2 Becher fettarmer Joghurt (Milfina, 500 g)
1 Becher Magerquark (Milfina, 500 g)
3 Becher körniger Frischkäse
(Bayernland, 20 % F. i. Tr., 200 g)
1 Pck. Schafskäse (Feta, 45 % Fett i. Tr., 200 g)
1 Beutel Mozzarella (45 % Fett i. Tr., 125 g)
1 Pck. Schmelzkäsescheiben (Alpenmark, 200 g)
1 Pck. Käseaufschnitt oder Maasdamer (Sonnenhof, 200 g)

Fleisch, Wurst und Fisch

3 Pck. gekochter Hinterschinken in Scheiben
(Sauels, 200 g)
1 Pck. Wiener Würstchen (Schmälzle, im Kühlregal,
Gesamtinhalt 4 Paar)

500 g Hackfleisch vom Schwein
(Tillman's, TK-Ware, 2 x 250 g)
2 Pck. Putenbrust in Aspik, in Scheiben (Schulte, 125 g)
1 Pck. Hähnchenbrustfilets (Gut Weissenhaus,
TK-Ware, 500 g)
1 Dose Thunfisch in Öl (185-ml-Dose,
150 g Abtropfgewicht)
1 Pck. Alaska-Seelachs-Filets (Almare, TK-Ware, 1000 g)

Öle und Fette
1 Pck. Butterschmalz (Butarina)
1 Fl. Olivenöl

Gewürze
Curry
Basilikum, getrocknetes

Gemüse und Obst*
ca. 500 g Äpfel
5 Bananen
ca. 400 g Früchte der Saison
(Weintrauben, Mandarinen, Pfirsiche, Aprikosen etc.)
ca. 1,2 kg Karotten
2 Stangen Lauch (ca. 300 g)
300 g Sellerie
1,5 kg Zwiebeln
1 Salatgurke (ca. 700 g)
ca. 1,8 kg Tomaten
300 g Zucchini
750 g rote Paprikaschoten
2 Köpfe grüner Salat (ca. 600 g)
1 Kiwi (ca. 70 g)
ca. 2 kg Kartoffeln

* Bei Obst und Gemüse muss beim Einkaufen der Abfall mit berücksichtigt werden, der durch Schälen oder Putzen entsteht. Die im Rezept angegebenen Zutatenmengen gehen von der küchenfertigen Ware aus.

Fertigprodukte

1 Pck. Kartoffelpüree (Instantpulver, für 2,5 l Flüssigkeit)
1 Dose Erbsen und Karotten (Gartenkrone, 800-ml-Dose, 530 g Abtropfgewicht)
1 Dose Erbsensuppe (Bill Collins, 800-g-Dose)
1 Dose Ananas in Scheiben (Sweet Valley, 580-ml-Dose, 340 g Abtropfgewicht)
1 Dose Mandarin-Orangen (Sweet Valley, 314-ml-Dose, 75 g Abtropfgewicht)
1 Glas grüne, mit Paprika gefüllte Oliven
3 Pck. Buttergemüse (Gartenkrone, TK-Ware, 300 g)
1 Pck. passierte Tomaten (Gina, 500 g)
6 Dosen Champignonstücke (Happy Harvest, 314-ml-Dose, 170 g Abtropfgewicht)
1 Glas Gewürzgurken (Gartenkrone, 970-ml-Glas, 530 g Abtropfgewicht)
1 Pck. gehackte Haselnüsse (Sweet Valley, 200 g)
1 Pck. Sultaninen (200 g)

Getränke

1 Pck. Apfelsinensaft (Rio d'oro, 1 l)
1 Pck. Apfelsaft (Rio d'oro, 1 l)
2 Pck. Karottensaft mit Honig (500 ml)
1 Fl. trockener Rotwein

Die Rezepte

8. TAG

Frühstück: Vollkornbrötchen mit Konfitüre
(ca. 279 kcal/Portion)
4 Vollkornbrötchen (à 50–60 g)
300 g Magerquark
8 TL Erdbeerkonfitüre (80 g)
4 Gläser Apfelsinensaft (à 150 ml)

Die Brötchen quer durchschneiden, auf die Hälften den Quark verteilen und darauf jeweils 1 TL Konfitüre geben. Pro Person zwei Brötchenhälften und ein Glas Saft servieren. (Zubereitungszeit: ca. 5 Min.)

Zwischendurch: Joghurt (probiotisch) (ca. 128 kcal)
1 Becher probiotischer Joghurt

Mittagessen: Gemüse-Reis-Topf mit Hähnchenfleisch
(ca. 338 kcal/Portion)
1 EL Sonnenblumenmargarine (10 g)
1 Zwiebel (50 g)
150 g Langkornreis (USA-Reis, parboiled, Rohgewicht)
1 l klare Brühe
300 g Karotten
300 g Lauch
300 g Sellerie
1 Dose Champignonstücke
200 g Hähnchenbrustfilet
2 EL Sonnenblumenöl (20 g), weißer Pfeffer, Curry, Paprikapulver edelsüß, Jodsalz mit Fluor

Die Margarine in einem großen Topf erhitzen. Zwiebel schälen, fein würfeln und darin glasig dünsten. Den Reis hinzufügen und unter Rühren etwas andünsten. Dann die Hälfte der Brühe dazugießen und das Ganze im geschlossenen Topf etwa 10 Min. garen. Das Gemüse waschen, putzen und in feine Streifen schneiden, dann zusammen mit der restlichen Brühe zum Reis geben und alles noch weitere 10 Min. garen. Inzwischen die Pilze abtropfen lassen und das Fleisch in feine Streifen schneiden. Das Öl in einer beschichteten Pfanne erhitzen, das Fleisch darin rundherum kräftig anbraten und mit Pfeffer, Curry, Paprika und Salz gut würzen. Das Fleisch zur Gemüse-Reis-Mischung geben, locker untermengen und das Ganze pikant abschmecken. (Zubereitungszeit: ca. 45 Min.)

Zwischendurch: Banane (ca. 118 kcal)
1 Banane (125 g, geschält)

Abendessen: Salatplatte mit Schafskäse und Thunfisch
(ca. 348 kcal/Portion)
1 schöner Kopfsalat (ca. 300 g, geputzt)
300 g Tomaten
300 g Karotten
1 Stück Salatgurke (ca. 350 g)
1 Zwiebel
50 g grüne, mit Paprika gefüllte Oliven
1 Pck. Schafskäse
3 EL Essig
1 EL Apfelsaft
1 Knoblauchzehe
weißer Pfeffer, Jodsalz mit Fluor
2 EL Olivenöl
1 Dose Thunfisch in Öl

Den Salat waschen, putzen und in mundgerechte Stücke teilen. Tomaten waschen, abtrocknen, halbieren, die Stielansätze herausschneiden und in dünne Spalten schneiden. Die Karotten putzen, schälen und raspeln. Gurke schälen und fein hobeln. Zwiebel schälen und fein würfeln. Die Oliven abtropfen lassen. Diese Zutaten auf vier Salatteller verteilen und hübsch anrichten. Den Käse fein würfeln und darüber streuen. Essig und Apfelsaft miteinander verrühren. Die Knoblauchzehe schälen, durch eine Presse drücken und dazugeben. Pfeffer, Salz und Öl untermischen und das Dressing über die Salatportionen verteilen. Den Thunfisch abtropfen lassen, dann zerteilen und auf dem Salat anrichten.
(Zubereitungszeit: ca. 20 Min.)
Tipp: »Normalesser« können dazu geröstetes Baguette mit Butter essen.

9. TAG

Frühstück: Garniertes Käsebrot (ca. 352 kcal/Portion)
4 Scheiben Vollkornbrot (à 50 g)
4 TL Bioreform Vitamin-Margarine
200 g Käseaufschnitt
4 grüne, mit Paprika gefüllte Oliven (30 g)
1 Tomate (70 g)

Die Brote dünn mit Margarine bestreichen und den Käse darauf verteilen. Oliven und Tomate in Scheiben schneiden und die Brote damit garnieren.
(Zubereitungszeit: ca. 5 Min.)

Zwischendurch: Müsliriegel und Saft (ca. 146 kcal)
1 Müsliriegel (25 g)
100 ml Apfelsinensaft

Den Riegel zusammen mit dem Saft servieren.

Mittagessen: Schinkennudeln (ca. 334 kcal/Portion)
250 g Bandnudeln
1 EL Sonnenblumenöl zum Kochen
Jodsalz mit Fluor
2 EL Sonnenblumenmargarine (20 g)
1 Zwiebel (50 g)
1 Pck. gekochter Hinterschinken
2 EL gefriergetrocknete Petersilie
weißer Pfeffer

Die Nudeln zusammen mit dem Öl in 2–3 l kochendes Salzwasser geben und nach Packungsanweisung bissfest kochen. Die Margarine in einer beschichteten Pfanne erhitzen. Zwiebel schälen, fein würfeln und darin glasig dünsten. Den Schinken in feine, kurze Streifen schneiden und mitbraten. Nudeln abgießen, gut abtropfen lassen und zusammen mit der Petersilie dazugeben. Alles gut vermengen und mit Pfeffer und Salz würzen.
(Zubereitungszeit: ca. 20 Min.)
Tipp: »Normalessern« kann man zusätzlich ein Rührei über die Nudeln geben. Auch ein Salat passt gut zu diesem Gericht.

Zwischendurch: Kräuterfrischkäse (ca. 125 kcal)
125 g körniger Frischkäse
1–2 EL gefriergetrockneter Schnittlauch

Schnittlauch in den Frischkäse einrühren. Kurz durchziehen lassen. (Zubereitungszeit: ca. 1 Min.)

Abendessen: Französische Zwiebelsuppe
(ca. 264 kcal/Portion)
700 g Zwiebeln
1 Knoblauchzehe
2 EL Sonnenblumenmargarine (20 g)
150 ml trockener Rotwein
1 l klare Brühe
4 Scheiben Toastbrot (à 20 g)
4 gehäufte EL geriebener Emmentaler (80 g)

Die Zwiebeln und den Knoblauch schälen und in sehr dünne Scheiben schneiden. Margarine in einem Topf erhitzen, das Gemüse unter Rühren darin andünsten und zugedeckt etwa 20 Min. bei milder Hitze schmoren lassen. Dabei verliert sich die Schärfe, und das für die Suppe typische Aroma bildet sich aus. Gelegentlich umrühren. Den Backofen auf 200 °C vorheizen. Den Wein angießen und das Ganze aufkochen, einige Minuten offen köcheln lassen, dann die Brühe einrühren. Die Suppe aufkochen und anschließend auf vier Suppentassen verteilen. Toastbrot rösten und jeweils eine Scheibe auf die Suppe legen. Mit Käse bestreuen und das Ganze im Backofen auf mittlerer Einschubleiste 10 Min. überbacken.
(Zubereitungszeit: ca. 40 Min.)

10. TAG

Frühstück: Vollkornbrot mit Aspik-Aufschnitt
(ca. 355 kcal/Portion)
8 Scheiben Vollkornbrot (à 50 g)
8 TL Bioreform Vitamin-Margarine
2 Pck. Putenbrust in Aspik
2 Gewürzgurken zum Garnieren (ca. 50 g)

Die Brote dünn mit Margarine bestreichen. Aspikscheiben diagonal durchschneiden und gleichmäßig auf die Brote verteilen. Die Brote dann halbieren und mit den in Scheiben geschnittenen Gewürzgurken garnieren.
(Zubereitungszeit: ca. 5 Min.)

Zwischendurch: Äpfel (ca. 135 kcal)
250 g Äpfel

Die Äpfel waschen, abtrocknen, vierteln, das Kerngehäuse entfernen und die Apfelstücke in Spalten schneiden. Auf einem Teller anrichten.
(Zubereitungszeit: 3 Min.)

Mittagessen: Fischfilet, Kartoffelpüree und Röstgemüse
(ca. 374 kcal/Portion)
1 Pck. Alaska-Seelachs-Filets
6 EL Zitronensaft
weißer Pfeffer, Paprikapulver edelsüß, Jodsalz mit Fluor
20 g Butterschmalz
2 Zwiebeln (100 g)
300 g Zucchini
300 g Karotten
1 Beutel Kartoffelpüree

250 ml Milch
1 TL Butter
geriebene Muskatnuss

Die Seelachsfilets mit Zitronensaft einreiben und antauen lassen. Den Backofen auf 225 °C vorheizen. Ein Backblech mit Backpapier auslegen. Dann die Fischfilets abtupfen und mit Pfeffer, Paprika sowie Salz würzen. Das Butterschmalz in einem kleinen Topf schmelzen und die Fischstücke damit einpinseln. Im Backofen auf mittlerer Einschubleiste etwa 25 Min. backen und gelegentlich wenden. In der Zwischenzeit die Zwiebeln schälen und in feine Ringe schneiden. Das restliche Gemüse waschen, putzen, schälen und sehr fein hobeln. Im verbleibenden Fett die Zwiebeln unter Rühren glasig dünsten. Dann das Gemüse dazugeben, anbraten und zugedeckt bei milder Hitze bissfest dünsten. Mit etwas Pfeffer und Salz würzen. Die Milch zusammen mit 500 ml Wasser und der Butter aufkochen. Das Püree einrühren und nach Packungsanweisung zubereiten. Mit Muskat würzen. Die Fischfilets zusammen mit dem Gemüse und dem Püree servieren.
(Zubereitungszeit: ca. 40 Min., Antauzeit: ca. 1 Std.)

Zwischendurch: Apfel-Knäcke (ca. 112 kcal)
30 g Magerquark
1 Scheibe Knäckebrot (10 g)
½ kleiner Apfel (50 g)
1 TL Honig (10 g)

Den Quark auf das Brot streichen. Den Apfel waschen, abtrocknen, vierteln, das Kerngehäuse entfernen und dann die Viertel in Spalten schneiden. Die Apfelspalten auf dem Brot anordnen und den Honig darüber träufeln.
(Zubereitungszeit: ca. 3 Min.)

Abendessen: Kartoffel-Pilz-Pfanne mit Salat
(ca. 281 kcal/Portion)
700 g Kartoffeln
2 Zwiebeln (100 g)
300 g rote Paprikaschoten
750 g Champignonstücke aus der Dose
3 EL Sonnenblumenmargarine (30 g)
weißer Pfeffer, Paprikapulver edelsüß,
geriebene Muskatnuss, Jodsalz mit Fluor
3 EL gefriergetrocknete Petersilie
1 Kopfsalat (ca. 250 g, geputzt)
2 EL Essig
2 EL Apfelsaft
1 TL Delikatess-Senf
2 EL Sonnenblumenöl

Die Kartoffeln waschen, schälen und in kleine Würfel oder sehr dünne Scheiben schneiden. Die Zwiebeln schälen und fein würfeln. Die Paprikaschoten waschen, halbieren, Stielansätze, Kerne und weiße Innenteile entfernen und das Fruchtfleisch in feine Streifen oder kleine Würfel schneiden. Pilze abtropfen lassen. In einer großen beschichteten Pfanne die Margarine erhitzen. Die Zwiebeln darin glasig dünsten. Kartoffeln dazugeben und unter Wenden braten. Dann die Paprika und zuletzt die Pilze untermischen und dünsten. Das Ganze mit Pfeffer, Paprika, Muskat und Salz würzen. Die Petersilie untermischen. Zugedeckt auf milder Hitze dünsten. Den Salat zerpflücken, gut waschen und in der Salatschleuder trocknen. Mit einer Marinade aus Essig, Apfelsaft, Senf, Pfeffer, Salz und Öl anmachen. Zu der Kartoffel-Pilz-Pfanne servieren.
(Zubereitungszeit: ca. 30 Min.)

11. TAG

Frühstück: Früchtemüsli (ca. 290 kcal/Portion)
125 g Knuspermüsli
300 g frische Früchte der Saison
(Weintrauben, Mandarinen, Pfirsiche, Aprikosen etc.)
3 EL Zitronensaft
2 EL Honig
2 Becher probiotischer Joghurt
100 ml frische Vollmilch

Das Müsli in eine große Schüssel geben. Obst waschen, putzen, je nach Sorte schälen und entsteinen, dann klein schneiden und unter die Müsliflocken mischen. Den Zitronensaft und den Honig unter den Joghurt heben. Die Milch kräftig darin einrühren. Müslimischung auf vier Schälchen verteilen und den Joghurt darüber geben.
(Zubereitungszeit: ca. 15 Min.)

Zwischendurch: Kiwi-Bananen-Salat (ca. 128 kcal)
1 kleine Banane (100 g, geschält)
1 EL Zitronensaft
1 Kiwi (70 g, geschält)

Die Banane schälen, in Scheiben schneiden und mit Zitronensaft mischen. Die Kiwi schälen, in Scheiben oder Würfel schneiden und untermengen.
(Zubereitungszeit: ca. 5 Min.)

Mittagessen: Nudelgratin mit Gemüse
(ca. 367 kcal/Portion)
250 g Nudeln
Jodsalz mit Fluor
1 TL Sonnenblumenöl
250 g Kaisergemüse (Rest vom 2. Tag)
100 g gekochter Hinterschinken in Scheiben
8 TL Sonnenblumenmargarine
60 g Mehl
250 ml Vollmilch
3 EL geriebener Emmentaler (ca. 30 g)

Die Nudeln in etwa 2–3 l kochendes Salzwasser geben. Das Öl dazugießen und die Nudeln nach Packungsanweisung bissfest kochen. Anschließend abgießen und gut abtropfen lassen. Das Kaisergemüse unter die Nudeln mischen. Den Schinken in feine Streifen schneiden und hinzufügen. Backofen auf 225 °C vorheizen und die Nudelmasse in eine hitzefeste Form füllen. Die Margarine erhitzen, unter ständigem Rühren nach und nach Mehl einrühren, dann unter ständigem Rühren nach und nach Milch einrühren und zum Gericht dazufügen. Käse darüber streuen und das Ganze auf mittlerer Einschubleiste etwa 20 Min. gratinieren.
(Zubereitungszeit: ca. 50 Min.)
Tipp: Dazu passt für »Normalesser« vor allem ein bunter Salatteller.

Zwischendurch: Müsliriegel (ca. 103 kcal)
1 Müsliriegel (25 g)

Abendessen: Gemüseplatte mit pochiertem Ei
(ca. 317 kcal/Portion)
3 Pck. Buttergemüse
1 EL Butterschmalz
2 EL Essig
4 frische Eier
2 EL gefriergetrockneter Schnittlauch
weißer Pfeffer, Jodsalz mit Fluor
Instantbrühe zum Abschmecken

Das Gemüse nach Packungsanweisung im heißen Butterschmalz andünsten, würzen, dann zugedeckt garen. Inzwischen etwa 1 l Wasser zusammen mit dem Essig aufkochen. Die Eier nacheinander in eine Schöpfkelle schlagen und ins kochende Wasser gleiten lassen. 5 Min. ziehen lassen (pochieren). Den Schnittlauch unter das Gemüse mischen, mit Gewürzen und Instantbrühe abschmecken. Das Gemüse auf Tellern anrichten, die pochierten Eier mit einer Schöpfkelle herausnehmen und auf dem Gemüse anrichten.
(Zubereitungszeit: ca. 25 Min.)

12. TAG

Frühstück: Knäckebrot mit Früchtequark
(ca. 263 kcal/Portion)
300 g Magerquark
50 ml heiße Milch
Süßstofftabletten
1 Dose Mandarin-Orangen
2 kleine Scheiben Ananas aus der Dose (à 35 g)
8 Scheiben Knäckebrot
4 Scheiben Vollkornbrot (à 50 g)

Den Quark in eine Schüssel geben. Die Milch erhitzen (am besten im Mikrowellenherd), den Süßstoff darin auflösen und das Ganze unter den Quark mischen. Die Mandarin-Orangen und die Ananasscheiben abtropfen lassen, klein schneiden und unter den Quark mischen. Den Quark auf die Brote (pro Person zwei Knäckebrote und ein Vollkornbrot) verteilen. (Zubereitungszeit: ca. 15 Min.)

Zwischendurch: Kräuterdrink (ca. 100 kcal)
2 EL frische oder gefriergetrocknete Gartenkräuter (Schnittlauch, Petersilie, Kresse, Dill etc.)
150 g Buttermilch
1 EL Zitronensaft
weißer Pfeffer, Salz
1 Scheibe Knäckebrot

Die Kräuter waschen, fein hacken, unter die Buttermilch mischen. Alles mit dem Passierstab gut durchmixen. Dann den Drink mit Zitronensaft, Pfeffer und Salz abschmecken. Dazu das Knäckebrot essen. (Zubereitungszeit: ca. 5 Min.)

Mittagessen: Kartoffelsalat mit Würstchen
(ca. 353 kcal/Portion)
900 g möglichst gleich große Kartoffeln
1 kleine Zwiebel
2–3 Gewürzgurken (ca. 150 g)
100 ml heiße klare Brühe
weißer Pfeffer, Jodsalz mit Fluor
2 EL Essig
2 EL Sonnenblumenöl
2 EL gefriergetrockneter Schnittlauch
4 Paar Wiener Würstchen

Die Kartoffeln waschen und knapp mit Wasser bedeckt im geschlossenen Topf garen. Die Zwiebel schälen und fein würfeln. Die Gurken ebenfalls fein würfeln. Die Kartoffeln abgießen, abschrecken, pellen und in dünne Scheiben schneiden. Brühe darüber geben und die Kartoffeln durchziehen lassen. Die Zwiebel und die Gurken untermischen. Das Ganze mit Pfeffer und Salz würzen. Dann Essig, Öl und Schnittlauch hinzufügen. Die Würstchen samt dem Sud in einen Topf geben, etwas Wasser dazugießen und die Würstchen erhitzen. Mit dem Kartoffelsalat anrichten. (Zubereitungszeit: ca. 40 Min., Zeit zum Durchziehen: ca. 30 Min.)

Zwischendurch: Brot mit Honig (ca. 183 kcal)
1 Scheibe Vollkornbrot (ca. 50 g)
1 TL Bioreform Vitamin-Margarine
1 TL Honig

Das Brot mit der Margarine bestreichen und den Honig darauf verteilen. (Zubereitungszeit: ca. 5 Min.)

Abendessen: Hawaii-Toast (ca. 382 kcal/Portion)
8 Scheiben Toastbrot (à 20 g)
4 TL Bioreform Vitamin-Margarine
8 kleine Scheiben Ananas aus der Dose
(à 35 g, Rest vom Frühstück)
125 g gekochter Hinterschinken
8 Scheiben Schmelzkäse

Die Toastbrote leicht vortoasten, dann ganz dünn mit der Margarine bestreichen. Ananasscheiben gut abtropfen lassen. Die Schinkenscheiben so schneiden, dass sie gut auf

die Brote passen, und auf die Brote verteilen. Darauf die Ananasscheiben legen und diese jeweils mit einer Käsescheibe abdecken. Die Brote im Grill oder Backofen (auf 200 °C vorgeheizt, mittlere Einschubleiste) überbacken, bis der Käse schmilzt.
(Zubereitungszeit: ca. 20 Min.)
Tipp: Wer nicht Diät hält, kann Salat oder Suppe als Vorspeise essen. Gut dazu passt auch ein Premium Fruchtjoghurt als Dessert.

13. TAG

Frühstück: Brot, Frischkäse mit Konfitüre
(ca. 283 kcal/Portion)
4 Scheiben Vollkornbrot (à 50 g)
2 Becher körniger Frischkäse
4 TL Erdbeerkonfitüre
4 Gläser Karottensaft mit Honig (à 150 ml)

Die Brote dick mit dem Frischkäse bestreichen, darauf die Konfitüre verteilen. Dazu den Saft servieren.
(Zubereitungszeit: ca. 5 Min.)

Zwischendurch: Früchtejoghurt (ca. 110 kcal)
100 g Früchte der Saison
150 g fettarmer Joghurt (aus dem 500-g-Becher)

Die Früchte waschen, putzen und in kleine Stücke schneiden, dann unter den Joghurt rühren.
(Zubereitungszeit: ca. 5 Min.)

Mittagessen: Gratiniertes Tomatengemüse mit Ciabatta
(ca. 369 kcal/Portion)
1 kg Tomaten
1 rote Paprikaschote (150 g, geputzt)
1 Zwiebel (50 g)
2 Knoblauchzehen
1 EL Butterschmalz
weißer Pfeffer, Jodsalz mit Fluor, getrocknetes Basilikum und Oregano
2 EL gefriergetrocknete Petersilie
1 Beutel Mozzarella
1 Ciabatta zum Fertigbacken

Die Tomaten und die Paprikaschote waschen, halbieren, Stielansätze und weiße Innenteile entfernen, dann die Hälften in grobe Stücke schneiden. Die Zwiebel und den Knoblauch schälen und fein würfeln. Das Butterschmalz in einem breiten Topf erhitzen, Zwiebeln und Knoblauch darin anschwitzen, dann die Tomaten und die Paprika dazugeben. Andünsten, mit Pfeffer, Salz, Basilikum, Oregano und Petersilie kräftig würzen und zugedeckt kurz schmoren lassen. Den Backofen auf 225 °C vorheizen und das Gemüse in eine hitzefeste Form füllen. Mozzarella abtropfen lassen, in dünne Scheiben schneiden und darauf verteilen. Mit Pfeffer bestreuen. Das Gemüse auf die mittlere Einschubleiste schieben, Ciabatta-Brot daneben legen und das Ganze 10–12 Min. backen. Das knusprige, warme Brot mit dem Gemüse servieren.
(Zubereitungszeit: ca. 30 Min.)

Zwischendurch: Banane (ca. 118 kcal)
1 schöne große Banane (ca. 125 g, geschält)

Abendessen: Dicker »ALDI-Burger«
(pro Person ca. 370 kcal)
200 g Karotten
1 kleine Zwiebel
250 g Hackfleisch vom Schwein
1 kleines frisches Ei
weißer Pfeffer, Paprikapulver edelsüß, Jodsalz mit Fluor, getrockneter Majoran
2 EL gefriergetrocknete Petersilie
1–2 EL Paniermehl
4 Vollkornbrötchen (à 50 g)
2 EL Butterschmalz
einige schöne Salatblätter
2 Tomaten
evtl. ein paar Gurkenscheiben oder Zwiebelringe

Karotten waschen, putzen und fein raspeln. Zwiebel schälen und fein würfeln. Das Gemüse mit dem Hackfleisch mischen. Ei, Gewürze und Kräuter hinzufügen und das Ganze gut verkneten. Das Paniermehl untermischen und mit nassen Händen aus dem Teig vier Frikadellen formen. Den Backofen auf 200 °C vorheizen und die Brötchen darin einige Minuten aufbacken. Das Butterschmalz in einer beschichteten Pfanne erhitzen und die Frikadellen darin von beiden Seiten knusprig braun braten. Die Brötchen aufschneiden und mit den Salatblättern belegen. Die Frikadellen auf Küchenkrepp abtropfen lassen. Auf eine Brötchenhälfte kommt jeweils eine Frikadelle. Darauf werden Tomatenscheiben (evt. Gurken und/oder Zwiebelringe) verteilt. Zum Schluss legt man darauf dann die zweite Brötchenhälfte.
(Zubereitungszeit: ca. 20 Min., Zeit zum Auftauen: ca. 3 Std.)
Tipp: Für »Normalesser« bieten sich als Ergänzung vor allem Pommes frites (Superpommes) an.

14. TAG

Frühstück: Haferflockenmüsli mit Sultaninen und Mandeln (ca. 308 kcal/Portion)
150 g Haferflocken
3 EL Sultaninen
2 EL gehackte Haselnüsse
2 Äpfel (ca. 150 g)
2 EL flüssiger Honig
300 g fettarmer Joghurt (aus dem 500-g-Becher)
100 ml frische Vollmilch

Die Haferflocken in einer Schüssel mit den Sultaninen und den Nüssen mischen. Die Äpfel waschen, trocken reiben, vierteln, das Kerngehäuse herausschneiden und die Apfelstücke klein schneiden. Unter das Müsli heben und den Honig darüber träufeln. Den Joghurt mit der Milch verrühren und untermischen. Das Müsli kurz durchziehen lassen, dann auf vier Müslischalen verteilen.
(Zubereitungszeit: ca. 10 Min.)

Zwischendurch: Tomatenbrote (ca. 156 kcal)
2 Scheiben Knäckebrot
2 TL Bioreform Vitamin-Margarine
2 Tomaten (ca. 125 g)
weißer Pfeffer, Jodsalz mit Fluor

Die Knäckebrote dünn mit Margarine bestreichen. Die Tomaten waschen, trocken reiben, halbieren, die Stielansätze herausschneiden und die Hälften in Scheiben oder Spalten schneiden. Tomatenscheiben auf den Broten verteilen und mit Pfeffer und Salz würzen.
(Zubereitungszeit: ca. 5 Min.)

Mittagessen: Spaghetti Bolognese (ca. 357 kcal)
250 g italienische Spaghetti
Jodsalz mit Fluor
1 EL Sonnenblumenöl zum Kochen
2 rote Paprikaschoten (300 g, geputzt)
2 Zwiebeln (100 g)
1 Knoblauchzehe
1 EL Butterschmalz
250 g Hackfleisch vom Schwein (Rest vom Vortag)
weißer Pfeffer, Paprikapulver edelsüß,
getrockneter Majoran, Thymian und Oregano
500 g passierte Tomaten (aus der Pck.)
Delikatess-Soße zum Braten (für 250 ml Soße)

Die Nudeln in 2–3 l kochendes Salzwasser geben, das Öl dazugeben und die Nudeln zugedeckt nach Packungsanweisung bissfest garen. Die Paprika waschen, trocken tupfen, halbieren; Stielansätze, Kerne, weiße Innenteile entfernen und das Fruchtfleisch fein würfeln. Die Zwiebeln und die Knoblauchzehe schälen und fein würfeln. Das Butterschmalz in einer großen beschichteten Pfanne erhitzen, die Zwiebel- und Knoblauchwürfel darin andünsten. Das Hackfleisch und die Paprikawürfel dazugeben, alles krümelig braten, kräftig würzen und dann die passierten Tomaten untermischen. Das Ganze zugedeckt bei milder Hitze etwa 10 Min. schmoren lassen. Das Soßenpulver einrühren und die Hackfleischsoße noch etwa 1 Min. durchköcheln lassen, dabei umrühren. Die Nudeln abgießen, abtropfen lassen und auf vier Teller verteilen. Von der Hackfleischsoße etwa die Hälfte auf die Teller verteilen, den Rest abkühlen lassen und dann einfrieren.
(Zubereitungszeit: ca. 30 Min.)
Tipp: Wer keine Diät macht, kann mehr von der Hackfleischsoße essen, sodass sich das Einfrieren erübrigt.

Zwischendurch: Gurkendrink (ca. 103 kcal)
1 Stück Salatgurke (ca. 150 g)
1 EL gefriergetrockneter Schnittlauch
1 TL Zitronensaft
100 g fettarmer Joghurt (aus dem 500-g-Becher)
5 EL frische Vollmilch
weißer Pfeffer, Jodsalz mit Fluor

Die Gurke schälen, in Stücke schneiden und in ein hohes Rührgefäß geben. Schnittlauch, Zitronensaft, Joghurt und Milch dazugeben und das Ganze mit einem Passierstab fein pürieren. Den Drink mit Pfeffer und Salz würzen und in ein Glas geben.
(Zubereitungszeit: ca. 5 Min.)

Abendessen: Bill Collins' Erbsensuppe
(ca. 317 kcal/Portion)
1 Dose Erbsen und Karotten
1 Dose Erbsensuppe
250 ml heiße klare Brühe
2 Scheiben Toastbrot (à 20 g)

Das Gemüse aus der Dose zusammen mit der Erbsensuppe in einen Topf geben und erhitzen. Die Brühe unterrühren. Das Toastbrot goldbraun rösten und in Würfelchen schneiden. Die Erbsensuppe auf vier Suppentassen verteilen und die Röstwürfel darüber streuen.
(Zubereitungszeit: ca. 15 Min.)
Tipp: Wer keine Diät hält, kann sich noch ein Dessert gönnen.

Die dritte Woche

Einkaufszettel für die 3. Woche

Brot und Mehlprodukte

4 Pck. Vollkornbrot (Vollka Unser Kerniges, 500 g)
1 Pck. Buttertoast (500 g)
1 Pck. Knäckebrot (250 g)
300 g Spiral- oder Bandnudeln (Landvogt, 500 g)
1 Pck. Langkornreis (USA-Reis, parboiled, 500 g)

Milch, Milchprodukte, Eier

2 l frische Vollmilch (Milfina)
1 Becher Vollmilchjoghurt (Milfina, 150 g)
1 Becher fettarmer Joghurt (Milfina, 500 g)
3 Becher Diät-Genießer-Joghurt (Desira, 250 g)
4 Becher körniger Frischkäse
(Bayernland, 20 % F. i. Tr., 200 g)
1 Becher Sahne (Milfina, 200 g)
2 Becher Magerquark (Milfina, 500 g)
2 Pck. Käseaufschnitt oder Maasdamer (Sonnenhof, 200 g)
1 runder Camembert (45 % F. i. Tr., 125 g)
1 Pck. Schafskäse (Feta, 45 % F. i. Tr., 200 g)
1 Beutel geriebener Emmentaler (45 % F. i. Tr., 200 g)
10 frische Eier (Gewichtsklasse M)

Fleisch, Wurst und Fisch

1 Pck. Gyros (Prevora, TK-Ware, 500 g)
1 Pck. Schweinemedaillons (TK-Ware, 400 g)
2 Pck. gekochter Hinterschinken in Scheiben
(Sauels, 200 g)
2 Pck. Putenbrust in Aspik (Schulte, 125 g)
1 Glas Schinkenwürstchen (Schafft, 5 x 50 g)

2 Pck. Lachsfilets (Aqua, TK-Ware, 250 g)
3 Pck. geräucherte Forellenfilets (125 g)

Öle und Fette
1 Pck. Bioreform Vitamin-Margarine (Bellasan, 500 g)
1 Pck. Butter (Milfina, 250 g)

Gewürze
Paprikapulver, edelsüß
1 Fl. Remoulade (Kim, 500 ml)

Gemüse und Obst*
2 Äpfel
4 Bananen
ca. 500 g Tomaten
ca. 2 kg Karotten
ca. 2,5 kg Paprikaschoten (rot, grün, gelb gemischt)
ca. 3,5 kg Kartoffeln
ca. 1 kg Zwiebeln
1 Salatgurke (ca. 700 g)
ca. 1 kg Kohlrabi
ca. 2 kg Blumenkohl
1 Knolle Sellerie (ca. 200 g)
1 Knolle Knoblauch

* Bei Obst und Gemüse muss beim Einkaufen der Abfall mit berücksichtigt werden, der durch Schälen oder Putzen entsteht. Die im Rezept angegebenen Zutatenmengen gehen von der küchenfertigen Ware aus.

Fertigprodukte
1 Dose Mandarin-Orangen
(Sweet Valley, 314-ml-Dose, 175 g Abtropfgewicht)
1 Glas Rote Bete in Scheiben
(Gartenkrone, 580-ml-Glas, 350 g Abtropfgewicht)

2 Dosen Mexikanische Gemüseplatte (Bonduelle, 425-ml-Dose, 280 g Abtropfgewicht)
5 Gläser Spargelstangen (Happy Harvest, 370-ml-Glas, 205 g Abtropfgewicht)
1 Glas grüne, mit Paprika gefüllte Oliven
1 Dose Maiskörner (Gartenkrone, 425-ml-Dose, 285 g Abtropfgewicht)
1 Dose Champignonstücke (Happy Harvest, 314-ml-Dose, 170 g Abtropfgewicht)
2 Dosen Champignons, ganz (Happy Harvest, 425-ml-Dose, 230 g Abtropfgewicht)
1 Glas Partygurken (Gartenkrone, 550-ml-Glas, 290 g Abtropfgewicht)
1 Dose Linsensuppe (Bill Collins, 800-g-Dose)

Getränke
Früchtetee (Westcliff, Teebeutel)
1 Pck. Apfelsinensaft (Rio d'oro, 1 l)

Die Rezepte

15. TAG

Frühstück: Käsebrote (ca. 377 kcal/Portion)
4 Scheiben Vollkornbrot (à 50 g)
4 Scheiben Knäckebrot
8 TL Bioreform Vitamin-Margarine
125 g Käseaufschnitt oder Maasdamer
125 g körniger Frischkäse
2 Tomaten (ca. 150 g)
Paprikapulver edelsüß

Brotscheiben dünn mit Margarine bestreichen, die Käsescheiben und den Frischkäse darauf verteilen. Tomaten waschen, trocken tupfen, halbieren, die Stielansätze herausschneiden und die Tomatenhälften in feine Spalten schneiden. Die Tomatenspalten auf den Broten hübsch anrichten, mit Paprika würzen. (Zubereitungszeit: ca. 5 Min.)

Zwischendurch: Karotten-Apfel-Rohkost (ca. 134 kcal)
100 g Karotten
1 Apfel (ca. 150 g)
1 EL Zitronensaft
ein paar Tropfen Honig
1 EL Vollmilchjoghurt

Die Karotten und den Apfel waschen. Die Karotten schälen, putzen und fein raspeln. Den Apfel vierteln, das Kerngehäuse herausschneiden, dann die Apfelstücke fein raspeln und zusammen mit dem Zitronensaft, dem Honig und dem Joghurt unter die Karotten mischen.
(Zubereitungszeit: ca. 15 Min.)

Mittagessen: Lachsfilets auf Gemüse
(ca. 355 kcal/Person)
2 Pck. Lachsfilets
Saft von 1 Zitrone
weißer Pfeffer, Paprika edelsüß, Curry, Jodsalz mit Fluor
2 rote Paprikaschoten (à 150 g)
600 g Karotten
2 EL Butterschmalz
2 EL gefriergetrocknete Petersilie

Die Lachsfilets antauen lassen, rundherum mit Zitronensaft einreiben, kurz durchziehen lassen, dann mit Küchenkrepp abtupfen und mit Pfeffer, Paprika, Curry und Salz würzen. Gemüse waschen, putzen und in Streifen schneiden. Butterschmalz in einem breiten Topf erhitzen und das Gemüse darin unter gelegentlichem Wenden andünsten. Mit Pfeffer und Salz würzen und die Petersilie untermischen. Die Fischfilets nebeneinander auf das Gemüse legen und das Ganze zugedeckt bei mäßiger Hitze etwa 25 Min. dünsten.
(Zubereitungszeit: ca. 30 Min., Antauzeit: 1 Std.)
Tipp: Wer keine Diät macht, kann dazu Kartoffelpüree oder Reis essen.

Zwischendurch: Genießer-Joghurt (ca. 106 kcal)
½ Becher Diät-Genießer-Joghurt (125 g)
1 TL Knuspermüsli

Die Müsliflocken in den Joghurt einrühren, das Ganze kurz durchziehen lassen.

Abendessen: Gefüllte Kartoffeln und Rote-Bete-Salat
(ca. 269 kcal/Portion)
8 mittelgroße, längliche Kartoffeln (ca. 800 g)
2 Scheiben gekochter Hinterschinken (ca. 60 g)
1 rote Paprikaschote (150 g)
1 Zwiebel (50 g)
1 TL Butterschmalz
Pfeffer, Jodsalz mit Fluor
50 g geriebener Emmentaler
1 Glas Rote Bete in Scheiben

Die Kartoffeln waschen, abbürsten und abtrocknen. Knapp mit Wasser bedeckt im geschlossenen Topf etwa 20 Min. vorgaren, dann abschrecken, etwas abkühlen lassen und der Länge nach einen flachen Deckel abschneiden. Davon jeweils die Haut abziehen und die Kartoffeln klein schneiden. Mit einem Kugelausstecher die Kartoffeln leicht aushöhlen, das Kartoffelfleisch in eine Schüssel geben. Den Backofen auf 220 °C vorheizen. Den Schinken in feine Streifen schneiden. Die Paprika waschen, trockentupfen, halbieren; Stielansätze, Kerne, weiße Innenteile entfernen und das Fruchtfleisch fein würfeln. Die Zwiebel schälen und ebenfalls fein würfeln. Butterschmalz erhitzen und das Gemüse darin andünsten. Den Schinken und die Kartoffelmasse dazugeben und das Ganze mit Pfeffer und Salz würzen. In die ausgehöhlten Kartoffeln füllen, etwas aufhäufen, in eine hitzefeste Form setzen, mit dem Käse bestreuen und im Backofen auf mittlerer Einschubleiste noch etwa 15 Min. backen. Die Rote Bete abtropfen lassen, in vier Salatschüsseln verteilen und zu den gefüllten Kartoffeln servieren.
(Zubereitungszeit: ca. 40 Min.)

16. TAG

Frühstück: Schinkenbrote (ca. 300 kcal/Portion)
6 Scheiben Vollkornbrot (à 50 g)
4–5 TL Bioreform Vitamin-Margarine
200 g gekochter Hinterschinken in Scheiben
2 Gewürzgurken (50 g)
1 hart gekochtes Ei

Vollkornbrote mit der Margarine bestreichen und Schinken darauf legen. Gewürzgurken und Ei in Scheiben schneiden und die Brote damit garnieren.
(Zubereitungszeit: ca. 5 Min.)

Zwischendurch: Honigbrot und Früchtetee (ca. 106 kcal)
1 Scheibe Knäckebrot
2 EL Magerquark (ca. 60 g)
1 TL Honig (10 g)
1 Becher oder Glas kalter Früchtetee (200 ml)

Das Knäckebrot mit dem Quark bestreichen, darauf den Honig verteilen und das Ganze mit dem Tee servieren.
(Zubereitungszeit: ca. 5 Min.)

Mittagessen: Bill Collins' Linseneintopf
(ca. 377 kcal/Portion)
300 g Karotten
1 Stück Sellerie (ca. 100 g)
1 Zwiebel (50 g)
1 EL Butterschmalz
2 EL gefriergetrocknete Petersilie
1 Dose Linsensuppe

200–250 ml klare Brühe
weißer Pfeffer, evtl. Jodsalz mit Fluor
4 Scheiben Vollkornbrot (à 50 g)

Die Karotten waschen, putzen, schälen, in kleine Würfel schneiden. Den Sellerie ebenfalls waschen, schälen und fein würfeln. Die Zwiebel schälen und fein würfeln. Das Butterschmalz in einem Topf erhitzen und die Zwiebeln darin glasig werden lassen. Das restliche Gemüse dazugeben und zugedeckt bei mäßiger Hitze im eigenen Saft bissfest garen. Die Petersilie und die Linsensuppe sowie die Brühe dazugeben. Alles heiß werden lassen, dabei ständig umrühren, dann mit Pfeffer und Salz abschmecken und zusammen mit dem Brot servieren.
(Zubereitungszeit: ca. 25 Min.)

Zwischendurch: Joghurt mit Müsli (ca. 120 kcal)
1/2 Becher Diät-Genießer-Joghurt (Rest vom Vortag, 125 g)
1 TL Knuspermüsli

Das Müsli in den Joghurt einrühren.
(Zubereitungszeit: ca. 5 Min.)

Abendessen: Gemüserisotto (ca. 284 kcal/Portion)
1 kleine Zwiebel
2 EL Butter (20 g)
150 g Langkornreis (USA-Reis, parboiled, Rohgewicht)
2 Dosen Mexikanische Gemüseplatte
weißer Pfeffer, Paprikapulver edelsüß, Jodsalz mit Fluor
1 Msp. Instantbrühe zum Abschmecken
2 EL gefriergetrockneter Schnittlauch

Zwiebel schälen und fein würfeln. Butter erhitzen, Zwiebel darin andünsten, dann den Reis dazugeben und unter Rühren glasig werden lassen. Etwa 275 ml Wasser angießen, das Ganze aufkochen. Den Reis im geschlossenen Topf bei schwacher Hitze etwa 18 Min. aufquellen lassen. Zwischendurch umrühren. Das Gemüse auf ein Sieb geben, abtropfen lassen und unter den Reis mischen. Das Ganze mit Pfeffer, Paprika, Salz und Instantbrühe würzen und den Schnittlauch untermischen.
(Zubereitungszeit: ca. 30 Min.)
Tipp: Wer keine Diät macht, kann zum Risotto ein Steak oder eine Frikadelle essen. Sehr gut passt auch Hackbraten.

17. TAG

Frühstück: Bananenmüsli (ca. 284 kcal/Portion)
125 g Knuspermüsli
3 Bananen (375 g, geschält)
2 EL flüssiger Honig (40 g)
400 g fettarmer Joghurt (aus dem 500-g-Becher)
100 ml frische Vollmilch

Das Knuspermüsli in eine Schüssel geben. Die Bananen schälen, in Scheiben schneiden und untermischen. Den Honig darüber träufeln und den Joghurt und die Milch untermischen. Das Müsli in vier Schälchen verteilen.
(Zubereitungszeit: ca. 10 Min.)

Zwischendurch: Herzhafte Brühe mit Eierflaum
(ca. 100 kcal)
250 ml klare Brühe
1 kleines frisches Ei
1 EL gefriergetrocknete Petersilie

Die Brühe aufkochen, das Ei in einer Tasse mit einer Gabel verquirlen, die Petersilie untermischen und das Ganze in die kochende Brühe geben. Vom Herd nehmen, unter Rühren kurz durchziehen lassen, dann in einer Suppentasse servieren.
(Zubereitungszeit: ca. 5 Min.)

Mittagessen: Blumenkohl mit Käsesoße
(ca. 379 kcal/Portion)
600 g Kartoffeln
Jodsalz mit Fluor
1 Kopf Blumenkohl (ca. 1,5 kg, geputzt)
1 Schuss Essig zum Waschen
16 TL Bioreform Vitamin-Margarine
120 g Mehl
500 ml Milch
50 g geriebener Emmentaler
weißer Pfeffer, geriebene Muskatnuss

Die Kartoffeln waschen, schälen, in grobe Stücke schneiden und knapp mit Salzwasser bedeckt im geschlossenen Topf etwa 20 Min. garen. Vom Blumenkohl die Hüllblätter und das Strunkende entfernen. Die Kohlröschen in kaltem Essigwasser waschen, um kleine Insekten herauszuspülen, dann kalt überbrausen und das Gemüse jeweils vierteln. Reichlich Wasser mit etwas Salz aufkochen und den Blumenkohl darin etwa 10 Min. garen. Die Stücke herausneh-

men und gut abtropfen lassen. Den Backofen auf 225 °C vorheizen und das Gemüse in eine hitzefeste Form geben. Die Margarine erhitzen, unter ständigem Rühren nach und nach das Mehl einrühren, dann unter ständigem Rühren nach und nach die Milch einrühren. 2 EL Käse unter Rühren darin schmelzen lassen, dann die Soße mit Pfeffer und Muskat abschmecken. Die Soße über dem Blumenkohl verteilen und den restlichen Käse darüberstreuen. Das Ganze im Backofen auf mittlerer Einschubleiste 10 Min. gratinieren.
(Zubereitungszeit: ca. 45 Min.)
Tipp: Wer keine Diät macht, kann dazu ein kleines Kasseler oder etwas gekochten Schinken essen (Kühlregal).

Zwischendurch: Käsesnack und Früchtetee
(ca. 180 kcal)
1 Scheibe Knäckebrot
1 TL Bioreform Vitamin-Margarine
50 g körniger Frischkäse
1 Becher oder Glas kalter Früchtetee (200 ml)

Das Knäckebrot mit der Margarine bestreichen und den Käse darauf geben. Dazu den Tee trinken.
(Zubereitungszeit: ca. 5 Min.)

Abendessen: Räucherforelle mit Remouladencreme
(ca. 421 kcal/Portion)
4 Scheiben Vollkornbrot (à 50 g)
4 TL Bioreform Vitamin-Margarine
einige Salatblätter
2 Tomaten (150 g)
1 Zwiebel (50 g)

3 Pck. geräucherte Forellenfilets (à 125 g)
200 g Magerquark
3 EL frische Sahne
weißer Pfeffer, Jodsalz mit Fluor
4 EL Remoulade

Die Brote dünn mit Margarine bestreichen. Die Salatblätter waschen, trockenschleudern, putzen und auf die Brote legen. Die Tomaten waschen, trockentupfen, halbieren, die Stielansätze herausschneiden und die Hälften in Spalten schneiden. Die Zwiebel schälen und in Ringe schneiden. Die Forellenfilets auf den Broten verteilen und mit Tomatenspalten und Zwiebelringen garnieren. Den Quark zusammen mit der Sahne verrühren, mit Pfeffer und Salz würzen und die Remoulade untermischen. Die Creme zum Brot servieren.
(Zubereitungszeit: ca. 15 Min.)

18. TAG

Frühstück: Toastbrot mit gekochtem Ei und Schinken
(ca. 339 kcal/Portion)
4 frische Eier
8 Scheiben Buttertoast (à 20 g)
8 TL Bioreform Vitamin-Margarine (à 5 g)
4 Scheiben gekochter Hinterschinken (à 30 g)

Die Eier hart kochen. Toastbrote goldbraun rösten, dann mit Margarine bestreichen und jeweils mit einem Ei und einer Scheibe Schinken servieren.
(Zubereitungszeit: ca. 10 Min.)

Zwischendurch: Mandarinenshake (ca. 126 kcal)
75 g Mandarin-Orangen aus der Dose
100 g fettarmer Joghurt (aus dem 500-g-Becher)
50 ml frische Vollmilch
Süßstoff nach Geschmack

Die Mandarinen abtropfen lassen, dann unter den Joghurt mischen und die Milch dazugeben. Mit dem Passierstab pürieren und nach Belieben mit Süßstoff süßen.
(Zubereitungszeit: ca. 10 Min.)

Mittagessen: Nudeln mit Pilzen (ca. 358 kcal/Portion)
300 g Nudeln (Spiral- oder Bandnudeln)
Jodsalz mit Fluor
1 TL Sonnenblumenöl zum Kochen
1 Zwiebel (50 g)
1 Knoblauchzehe
150 g Karotten
2 EL Butter (20 g)
2 Dosen ganze Champignons
2 EL gefriergetrocknete Petersilie
Delikatess-Soße zum Braten (für 250 ml Soße)

Die Nudeln in etwa 3 l kochendes Salzwasser schütten, das Öl dazugeben und die Nudeln nach Packungsanweisung bissfest garen. Inzwischen die Zwiebel und die Knoblauchzehe schälen und fein würfeln. Karotten waschen, putzen, schälen und in dünne Scheiben schneiden. Die Butter erhitzen und die Zwiebel- sowie Knoblauchwürfel darin andünsten. Die Karottenscheiben dazugeben und etwa 10 Min. zugedeckt im eigenen Saft bei milder Hitze mitschmoren. Gelegentlich umrühren. Pilze und Petersilie hinzufügen, das Ganze mit 250 ml Wasser auffüllen, zum Kochen bringen

und das Soßenpulver einrühren. Die Soße nach Packungsanweisung unter Rühren durchköcheln lassen. Die Nudeln auf ein Sieb abgießen, abtropfen lassen und leicht salzen. Mit der Soße servieren. (Zubereitungszeit: ca. 35 Min.)
Tipp: »Normalesser« können dazu einen großen Salatteller nehmen.

Zwischendurch: Knabbermöhren (ca. 81 kcal)
300 g Karotten

Die Karotten waschen, putzen, schälen und zwischendurch knabbern. (Zubereitungszeit: ca. 5 Min.)

Abendessen: Reissalat mit Oliven und Schafkäse
(ca. 364 kcal/Portion)
150 g Langkornreis (USA-Reis, parboiled, Rohgewicht)
Jodsalz mit Fluor
2 rote Paprikaschoten (ca. 300 g, geputzt)
200 g Salatgurke
100 g Maiskörner aus der Dose
50 g grüne, mit Paprika gefüllte Oliven
1 kleine Zwiebel
1 Knoblauchzehe
weißer Pfeffer, Paprikapulver edelsüß
3 EL Essig
2–3 EL Sonnenblumenöl
200 g Schafskäse

Den Reis in etwa 300 ml kochendes Salzwasser geben, aufkochen lassen und zugedeckt bei milder Hitze etwa 18 Min. aufquellen lassen. Inzwischen die Paprikaschoten waschen, halbieren, Stielansätze, Kerne und weiße Innenteile entfer-

nen und das Fruchtfleisch in kleine Würfel schneiden. Das Gurkenstück waschen, schälen und fein würfeln. Die Maiskörner abtropfen lassen. Die Oliven grob zerkleinern. Die Zwiebel und die Knoblauchzehe gut schälen und fein hacken. Den Reis auf ein Sieb schütten, abschrecken und sehr gut abtropfen lassen. Zusammen mit dem Gemüse in einer Schüssel mischen. Pfeffer, Paprika und Salz unter den Essig rühren, das Öl darunter schlagen und die Soße unter den Salat heben. Den Salat mehrmals wenden und 20 Min. durchziehen lassen. Den Salat auf vier Teller verteilen, den Schafskäse in kleine Würfel schneiden und darüber verteilen.
(Zubereitungszeit: ca. 35 Min., Zeit zum Durchziehen: ca. 20 Min.)

19. TAG

Frühstück: Brot mit Mandarinen-Knusperquark
(ca. 260 kcal/Portion)
300 g Magerquark
5 EL Mandarinenflüssigkeit aus der Dose
100 g Mandarin-Orangen aus der Dose (Rest vom Vortag)
4 Scheiben Vollkornbrot (à 50 g)
3 TL gehackte Haselnüsse
4 Gläser Apfelsinensaft (à 150 ml)

Den Quark zusammen mit der Mandarinenflüssigkeit verrühren. Die Fruchtstücke untermischen. Auf die Brote verteilen, die Haselnüsse darüber streuen. Dazu dann jeweils ein Glas Apfelsinensaft servieren.
(Zubereitungszeit: ca. 10 Min.)

Zwischendurch: Knäckebrot mit Camembert
(ca. 170 kcal)
1 Scheibe Knäckebrot
1 TL Bioreform Vitamin-Margarine (5 g)
½ Camembert
Paprikapulver edelsüß

Das Knäckebrot mit der Margarine bestreichen. Den Käse in Scheiben schneiden und aufs Brot legen, mit Paprika würzen. (Zubereitungszeit: ca. 2 Min.)

Mittagessen: Kartoffeleintopf mit Würstchen
(ca. 366 kcal/Portion)
1 Zwiebel (ca. 50 g)
600 g Kartoffeln
200 g Karotten
100 g Sellerieknolle
2 EL Butterschmalz
1 l klare Brühe
2 EL gefriergetrocknete Petersilie
weißer Pfeffer, getrockneter Majoran
1 Glas Schinkenwürstchen

Die Zwiebel schälen und fein würfeln. Kartoffeln waschen, schälen und fein würfeln. Die Karotten und den Sellerie waschen, schälen, putzen und klein schneiden. Das Butterschmalz in einem Topf erhitzen, die Zwiebeln darin glasig dünsten, dann das restliche Gemüse dazugeben und das Ganze unter gelegentlichem Wenden andünsten. Brühe und Petersilie hinzugeben und die Suppe zugedeckt bei mäßiger Hitze 15 Min. garen. Mit einem Passierstab die Suppe fein pürieren und mit Pfeffer und Majoran würzen. Die Würstchen abtropfen lassen und in der Suppe erhitzen. Man kann

sie auch in Scheiben schneiden und zur Suppe geben. (Zubereitungszeit: ca. 30 Min.)
Tipp: Dazu passt für »Normalesser« geröstetes Baguette besonders gut.

Zwischendurch: Sultaninenjoghurt (ca. 128 kcal)
150 g fettarmer Joghurt (aus dem 500-g-Becher)
2 EL Sultaninen (20 g)

Den Joghurt cremig rühren. Die Sultaninen heiß waschen, in einem Küchentuch etwas abrubbeln, dann unter den Joghurt mischen. (Zubereitungszeit: ca. 5 Min.)

Abendessen: Garnierte Käseplatte mit Brot
(ca. 404 kcal/Portion)
325 g körniger Frischkäse
½ Camembert (Rest vom Frühstück)
150 g Käseaufschnitt
weißer Pfeffer, Paprikapulver edelsüß
2 Tomaten (150 g)
150 g Partygurken
4 Scheiben Vollkornbrot (à 50 g)
4 Scheiben Knäckebrot (à 10 g)
8 TL Bioreform Vitamin-Margarine (à 5 g)

Die Käsesorten auf einer Platte anrichten. Den Camembert und den Käseaufschnitt mit Pfeffer und Paprika bestreuen. Die Tomaten waschen, trockentupfen, halbieren, die Stielansätze herausschneiden und die Tomatenhälften in schmale Spalten schneiden. Die Partygurken abtropfen lassen und zusammen mit den Tomaten auf der Käseplatte anrichten. Dazu das Brot und die Margarine servieren.
(Zubereitungszeit: ca. 15 Min.)

20. TAG

Frühstück: Vollkornbrot mit Schinkenaspik
(ca. 290 kcal/Portion)
4 Scheiben Vollkornbrot (à 50 g)
4 TL Bioreform Vitamin-Margarine (à 5 g)
1 Pck. Putenbrust in Aspik
2 Gewürzgurken (ca. 50 g)
2 Becher Diät-Genießer-Joghurt

Die Brote mit der Margarine bestreichen und das Putenaspik darauf verteilen. Die Gurken in Scheiben oder Fächer schneiden und auf den Broten anrichten. Den Joghurt in einer Schüssel verrühren und auf vier Schälchen verteilen. (Zubereitungszeit: ca. 10 Min.)

Zwischendurch: Banane (ca. 118 kcal)
1 Banane (125 g, geschält)

Mittagessen: Schweinemedaillons mit Spargel
(ca. 361 kcal/Person)
400 g Kartoffeln
1 Pck. Schweinemedaillons (400 g, TK-Ware)
weißer Pfeffer, Jodsalz mit Fluor
30 g Butterschmalz
5 Gläser Spargelstangen
16 TL Bioreform Vitamin-Margarine
120 g Mehl
500 ml Milch
2 EL Sahne
geriebene Muskatnuss

Die Kartoffeln waschen, schälen und knapp mit Wasser bedeckt im geschlossenen Topf etwa 25 Min. garen. Inzwischen das Fleisch etwas auftauen lassen, dann mit Pfeffer und Salz würzen. In einer beschichteten Pfanne das Butterschmalz erhitzen und die Medaillons darin von jeder Seite etwa 4 Min. scharf anbraten. Anschließend warmhalten. Die Margarine erhitzen, unter ständigem Rühren nach und nach das Mehl einrühren, dann unter ständigem Rühren nach und nach die Milch einrühren. Die Sahne dazugeben und mit Muskat würzen. Die Kartoffeln abgießen. Den Spargel in die Soße geben und heiß werden lassen, dann den Spargel und die Steaks mit den Kartoffeln anrichten.
(Zubereitungszeit: ca. 35 Min.)
Tipp: Wer keine Diät macht, kann dazu eine größere Portion Salzkartoffeln essen.

Zwischendurch: Knäcke mit Quark und Honig
(ca. 136 kcal)
2 Scheiben Knäckebrot
2 EL Magerquark (50 g)
1 TL flüssiger Honig

Die Knäckebrote mit dem Quark bestreichen und den Honig darauf verteilen.
(Zubereitungszeit: ca. 5 Min.)

Abendessen: Maissalat (ca. 300 kcal)
125 g Langkornreis (Rohgewicht)
1 Zwiebel (50 g)
1 Stück Salatgurke (ca. 200 g)
2 rote oder grüne Paprikaschoten (300 g, geputzt)
185 g Maiskörner (Rest vom 18. Tag)

100 g gekochter Hinterschinken in Scheiben
50 g grüne, mit Paprika gefüllte Oliven
weißer Pfeffer, Paprikapulver edelsüß, Jodsalz mit Fluor
2 EL Essig
2 EL Sonnenblumenöl

Den Reis in etwa 250 ml kochendes Wasser geben und zugedeckt bei milder Hitze etwa 18 Min. garen. Die Zwiebel und das Gurkenstück schälen und fein würfeln. Die Paprikaschoten waschen, halbieren, Stielansätze, Kerne und weiße Innenteile entfernen und das Fruchtfleisch in kleine Würfel schneiden. Den Mais abtropfen lassen. Das Gemüse in einer Schüssel locker mischen. Den Reis auf ein Sieb geben, abschrecken und gut abtropfen lassen, dann untermischen. Den Schinken in feine Streifen sowie die Oliven in Scheiben schneiden und unter die Gemüse-Reis-Mischung mengen. Das Ganze mit Pfeffer, Paprika und Salz würzen und mit Essig und Öl anmachen.
(Zubereitungszeit: ca. 20 Min.)

21. TAG

Frühstück: Bunte Brote (ca. 315 kcal)
4 Scheiben Vollkornbrot (à 50 g)
4 TL Bioreform Vitamin-Margarine (à 5 g)
50 g Putenbrust in Aspik
2 Scheiben Käseaufschnitt (50 g)
1 Gewürzgurke (30 g)
4 Scheiben Knäckebrot
1 Becher körniger Frischkäse
2 EL flüssiger Honig

Die Vollkornbrote mit der Margarine bestreichen, je zwei mit Aspik bzw. Käse belegen. Die Brote halbieren. Die Gurke in Scheiben schneiden und die Brote damit garnieren. Die Knäckebrote mit Frischkäse bestreichen und darauf den Honig verteilen. (Zubereitungszeit: ca. 10 Min.)

Zwischendurch: Müsliriegel (ca. 103 kcal)
1 Müsliriegel (25 g)

Mittagessen: Gemüsegratin (ca. 355 kcal/Person)
1 kg Kohlrabi
500 g Kartoffeln
2 EL Butterschmalz
weißer Pfeffer, geriebene Muskatnuss, Jodsalz mit Fluor
16 TL Bioreform Vitamin-Margarine
120 g Mehl
500 ml Milch
75 g geriebener Emmentaler

Die Kohlrabiknollen schälen, die innersten Stiele mit den zarten Blättchen waschen und mit verwenden. Das Gemüse in kurze Stifte schneiden. Die Kartoffeln waschen, schälen und ebenfalls zu Stiften zerkleinern. Butterschmalz erhitzen und das Gemüse darin unter gelegentlichem Wenden andünsten. Mit Pfeffer, Muskat und Salz würzen, dann das Ganze in eine hitzefeste Form geben. Den Backofen auf 200 °C vorheizen. Die Margarine erhitzen, unter ständigem Rühren nach und nach das Mehl einrühren, dann unter ständigem Rühren nach und nach die Milch einrühren. Über das Gemüse gießen und den Käse darüber streuen. Das Ganze im Backofen auf mittlerer Einschubleiste etwa 25 Min. backen. (Zubereitungszeit: ca. 20 Min., Zeit zum Backen: ca. 25 Min.)

Zwischendurch: Brot mit Putenaspik (ca. 173 kcal)
1 Scheibe Vollkornbrot (ca. 50 g)
1 TL Bioreform Vitamin-Margarine (ca. 5 g)
1 Scheibe Putenbrust in Aspik (30 g, Rest vom Frühstück)

Das Brot mit Margarine bestreichen und mit dem Putenaspik belegen. (Zubereitungszeit: ca. 5 Min.)

Abendessen: Gyrospfanne (ca. 295 kcal/Person)
1 kg Paprikaschoten (rot, grün, gelb gemischt)
200 g Zwiebeln
2 Knoblauchzehen
2 EL Butterschmalz
1 Pck. Gyros
weißer Pfeffer, Paprikapulver edelsüß, Curry,
Jodsalz mit Fluor
1 Dose Champignonstücke
100 ml klare Brühe

Die Paprikaschoten waschen, halbieren, Stielansätze, Kerne und weiße Innenteile entfernen und das Gemüse in feine Streifen schneiden. Die Zwiebeln und die Knoblauchzehen schälen und klein schneiden. Das Butterschmalz in einem breiten Topf erhitzen, Zwiebeln und Knoblauch darin andünsten, dann das Fleisch dazugeben und kräftig anbraten. Die Paprikaschoten hinzufügen und alles gut würzen. Unter gelegentlichem Wenden etwa 10 Min. braten. Zum Schluss kommen Pilze und Brühe dazu. Durchrühren und zugedeckt 10 Min. bei milder Hitze garen.
(Zubereitungszeit: ca. 40 Min.)
Tipp: Wer keine Diät macht, kann dazu Reis oder Brot essen.

Die ALDI-Vier-Wochen-Diät

Sie waren mit der ALDI-Drei-Wochen-Diät zufrieden, möchten aber gerne länger Diät halten und andere Rezepte ausprobieren? Dann versuchen Sie doch die ALDI-Vier-Wochen-Diät. Auch sie bietet eine Vielzahl von leicht zuzubereitenden Gerichten, für die Sie die Zutaten natürlich vollständig bei ALDI bekommen. Vier Wochen sind eine gute Zeit, um sich an eine geänderte Ernährung zu gewöhnen und sie nach Ende der Diät weiterzubehalten. Denn nur dann können Sie Ihr Gewicht auf Dauer halten und dem berühmt-berüchtigten Jojo-Effekt entgehen.

Die Diät ist auf fünf Mahlzeiten pro Tag angelegt, Frühstück, Zwischenmahlzeit vormittags, Mittagessen, Zwischenmahlzeit nachmittags und Abendessen. Alle Rezepte sind für **vier** Personen berechnet. Übrigens: Auf dem Einkaufszettel für die zweite, dritte und vierte Woche sind einige Zutaten nicht aufgeführt. Sie haben diese in einer der vorangegangenen Wochen gekauft und nur einen Teil davon verbraucht.

Die erste Woche

Das ist Ihre Einkaufsliste für die erste Woche

Brot und Mehlprodukte

3 Pck. Vollkornbrot (Vollka Unser Kerniges, 500 g)
1 Pck. Toastbrot (500 g)
1 Pck. Knäckebrot (250 g)
1 Pck. Zwieback (Brandt)
1 Pck. Haferflocken (Knusperone, 500 g)
1 Pck. Cornflakes (Knusperone, 1000 g)
1 Pck. Spaghetti (Alino, je 500 g)
1 Pck. Reis (parboiled, 500 g)
1 Pck. Mehl (Sonnenstrahl, 1kg)

Milch, Milchprodukte, Eier

2 l H-Milch (1,5 %)
1 Becher Magerquark (Milfina, 500 g)
4 Becher fettarmer Joghurt (Milfina, 500 g)
4 Becher Diät-Genießer-Joghurt (Desira, 250 g)
16 Becher probiotischer Joghurt (BI'AC, 150 g)
1 Pck. H-Sahne (Milfina, 200 g)
1 Pck. Kondensmilch (Milfina) (zum Kaffee)
1 Pck. Camembert (125 g)
1 Pck. Edamer (Hochland, 200 g)
1 Pck. geriebener Emmentaler (200 g)
5 Becher körniger Frischkäse (Bayernland, 200 g)
1 Pck. Gouda im Stück (Sonnenhof, 500 g)
3 Pck. Mozzarella (Cucina, 125 g)
1 Pck. Schmelzkäseecken (Alpenmark)
3 Pck. Eier (10er-Packung, Gewichtsklasse M)

Fleisch, Wurst und Fisch

1 Pck. Lammsteaks (Prevora, tiefgekühlt, 400 g)
2 Pck. Schweinefilets (Prevora, tiefgekühlt, 400 g)
1 Pck. Delikatess-Bauchspeck (300 g)
1 Pck. Katenschinken, gewürfelt (2 x 125 g)
1 Pck. gekochter Hinterschinken in Scheiben (Sauels, 200 g)
1 Pck. Wiener Würstchen (Schmälzle, 8 Stück, im Kühlregal)
2 Pck. Hähnchenbrustfilets (Gut Weissenhaus, tiefgekühlt, 500 g)
1 Pck. Alaska-Seelachs-Filets (H & H, tiefgekühlt, 1000 g)
1 Pck. Räucherlachs (Premium, 200 g)
4 Pck. Krabben (100 g)

Öle und Fette

1 Pck. Butter (Milfina, 250 g)
1 Pck. Butterschmalz (Butaris, 500 g)
1 Pck. Bioreform Vitamin-Margarine (Bellasan, 500 g)
1 Pck. Sonnenblumenmargarine (Bellasan, 500 g)
1 Fl. Olivenöl (750 ml)
1 Fl. Sonnenblumenöl (Bellasan, 1000 ml)
1 Pck. Pflanzenfett zum Braten (pomfrin, 500 g)

Gewürze

8-Kräuter-Mischung (Mamsell, gefriergetrocknet)
Basilikum (getrocknet)
1 Fl. Essig
1 Pck. Jodsalz
1 Pck. Knoblauch
1 Pck. Muskatnuss
1 Pck. Kümmel
1 Pck. Oregano (getrocknet)

1 Pck. Paprika edelsüß
1 Pck. Petersilie (Mamsell, gefriergetrocknet)
1 Pck. Pfeffer, weiß und schwarz
1 Pck. Schnittlauch (Mamsell, gefriergetrocknet)
1 Glas Delikatess-Senf, mittelscharf (Kim, 250 ml)
1 Pck. Süßstoff (Süßli)
1 Tube Tomatenmark (Ciccio, 200 g)
1 Fl. Zitronensaft (Citrovin, 200 ml)
1 Pck. Vanillinzucker (Remiga)

Gemüse und Obst
13 Äpfel (ca. 1,2 kg)
8 Bananen
1 Blumenkohl (ca. 600 g)
2 Pck. Champignons (500 g)
2 kg Kartoffeln
1,5 kg Möhren
1 Beutel Orangen
1 Beutel Zitronen
1 rote, 3 grüne Paprikaschoten (je ca. 150 g)
1 Bund Radieschen
1 Eisbergsalat
2 kg Tomaten
1,5 kg Zwiebeln

Fertigprodukte
1 Dose Ananas (Sweet Valley, 850 ml)
1 Pck. Brechbohnen (tiefgekühlt, 750 g)
1 Glas flüssiger Honig (Goldland)
1 Glas Diätkonfitüre (Grandessa)
1 Glas Instantbrühe (Lachende Köchin, für 7 l Brühe)
1 Pck. Haselnusskerne (Sweet Valley, 200 g)
1 kg Zucker (Südzucker)

2 Dosen Mandarin-Orangen (Sweet Valley, 314 ml)
1 Pck. Müsliriegel Traube (Knusperone, 8 Stück)
1 Pck. Rösti-Ecken (tiefgekühlt, 750 g)

Getränke
Kaffee (Amaroy)
Tee
1 Pck. Orangensaft (Premium Direktsaft, 750 ml)
1 Fl. Weißwein
Mineralwasser

Die Rezepte

1. TAG

Frühstück: Radieschenbrot mit Ei
(ca. 220 kcal/Portion)
4 Eier
4 Scheiben Vollkornbrot
2 EL Butter
1 Bund Radieschen

Die Eier weich kochen. Die Brote mit Butter bestreichen, mit Radieschenscheiben belegen und etwas salzen. Zum Brot das Ei essen. Dazu: Kaffee oder Tee, evtl. mit Kondensmilch (1 TL pro Person) oder Süßstoff.
(Zubereitungszeit: 10 Min.)

Zwischenmahlzeit: Vitamindrink (ca. 100 kcal/Portion)
2 Bananen
100 ml H-Milch

Die Bananen mit der H-Milch pürieren. (Zubereitungszeit: 3 Min.)

Mittagessen: Krabben-Champignons
(ca. 510 kcal/Portion)
12 große Champignons (ca. 250 g)
2 Zwiebeln
Jodsalz, weißer Pfeffer
150 g Krabben
2–3 EL Zitronensaft, 2 Zitronenscheiben

1 Scheibe Toastbrot (ohne Rinde)
4 Eigelb
150 g Butter
Petersilie
2 EL Weißwein

Die Champignons putzen, Stiele herausnehmen und hacken. Zwiebeln in feine Würfel schneiden. Etwas Butter in der Pfanne erhitzen und die Champignonköpfe darin 2–3 Min. braten. Mit Salz und Pfeffer würzen und herausnehmen. Gehackte Champignonstiele und Zwiebeln in der Pfanne goldbraun dünsten. Salzen, pfeffern und abkühlen lassen. Krabben mit 1–2 EL Zitronensaft beträufeln. Toastbrot zerbröseln. Krabben, gehackte Champignonstiele, Toast und 2 Eigelb verrühren und in die Champignonköpfe füllen. Jeweils 3 Champignons in eine kleine Gratinform setzen. Für die Hollandaise Butter schmelzen. Petersilie, 2 Eigelb und Weißwein in eine Metallschüssel geben, im heißen Wasserbad schaumig rühren. Von der Butter den Schaum abschöpfen. Die Butter tropfenweise zum Eischaum geben. Hollandaise mit Salz, Pfeffer und 1 EL Zitronensaft abschmecken. Petersilie unterrühren. Hollandaise über die gefüllten Champignons verteilen. Unter dem vorgeheizten Grill 2 Min. überbräunen. Mit Petersilie bestreuen und den Zitronenscheiben garnieren.
(Zubereitungszeit: 40 Min.)

Zwischenmahlzeit: Je ein kleiner Apfel
(ca. 50 kcal/Portion)

Abendbrot: Frischkäse ungarisch
(ca. 100 kcal/Portion)
1 rote Paprikaschote
1 Zwiebel
300 g körniger Frischkäse
Jodsalz, weißer Pfeffer
Paprika edelsüß
Kümmel
1 Salatblatt
4 Scheiben Vollkornbrot

Die Paprikaschote vierteln, entkernen, waschen. Zwiebel schälen, fein hacken, unter den Frischkäse heben und mit Salz, Pfeffer, Paprika, Kümmel würzen. Auf einem Salatblatt anrichten, mit Paprikapulver bestäuben. Dazu Vollkornbrot essen.
(Zubereitungszeit: 15 Min.)

2. TAG

Frühstück: Müsli mit Nüssen (ca. 190 kcal/Portion)
100 g Haferflocken
1 EL Zucker
3 EL Haselnusskerne
2 Becher fettarmer Joghurt
1 EL Zitronensaft

Die Haferflocken mit Zucker und gehackten Haselnusskernen mischen. Den Joghurt und den Zitronensaft dazugeben und alles gut mischen. Eventuell durch Beigabe von fettarmer H-Milch cremiger machen. Dazu: Kaffee oder Tee, evtl. mit Kondensmilch (1 TL pro Person) oder Süßstoff.
(Zubereitungszeit: 10 Min.)

Zwischenmahlzeit: Frischkäse mit Musik
(ca. 180 kcal/Portion)
200 g körniger Frischkäse
4 Scheiben Knäckebrot
2 kleine Zwiebeln
2 EL Essig
2 EL Sonnenblumenöl

Den Frischkäse auf die Knäckebrotscheiben verteilen. Die Zwiebeln fein würfeln, darüber streuen. Essig und Sonnenblumenöl darauf träufeln.
(Zubereitungszeit: 5 Min.)

Mittagessen: Bauernfrühstück (ca. 520 kcal/Portion)
4 Kartoffeln (je 150 g)
80 g Bauchspeck
2 TL Sonnenblumenöl
4 mittelgroße Zwiebeln
120 g Würfelschinken
1 Ei
40 ml H-Milch
1/2 TL Jodsalz, Pfeffer
2 TL Schnittlauch

Die Kartoffeln gar kochen, pellen und abkühlen lassen. Den Speck in Öl auslassen, Zwiebelwürfel dazugeben und alles umrühren. Sobald die Zwiebeln glasig sind, die Schinkenwürfel dazugeben. Die in Scheiben geschnittenen Kartoffeln hinzugeben und alles 5 Min. braten. Das Ei aufschlagen und mit Milch, Salz und Pfeffer und Schnittlauch zusammenrühren. Die Ei-Milch in die heißen Kartoffeln rühren und unter Wenden stocken lassen.
(Zubereitungszeit: 40 Min.)

Zwischenmahlzeit: Honigbrot (ca. 185 kcal/Portion)
4 Scheiben Vollkornbrot
2 TL Bioreform Vitamin-Margarine
2 TL Honig

Die Brote mit Margarine und Honig bestreichen.
(Zubereitungszeit: 3 Min.)

Abendbrot: Mozzarella pikante (ca. 330 kcal/Portion)
375 g Mozzarella
8 Tomaten
Jodsalz, weißer Pfeffer
Basilikum
4 EL Essig
4 EL Olivenöl

Mozzarella und Tomaten in Scheiben schneiden. Salz, Pfeffer und Basilikum darüber streuen, mit Essig und Öl beträufeln und etwas einziehen lassen.
(Zubereitungszeit: 10 Min.)

3. TAG

Frühstück: Schlemmerfrühstück (ca. 290 kcal/Portion)
4 Eier
4 Scheiben Vollkornbrot
2 TL Bioreform Vitamin-Margarine
40 g Diätkonfitüre
4 Becher probiotischer Joghurt
1 Dose Mandarin-Orangen

Die Eier weich kochen. In der Zwischenzeit die Brote mit Margarine und Konfitüre bestreichen. Dann aus jedem Becher den Joghurt in vier Schalen füllen und mit den Mandarin-Orangen vermengen. Dazu: Kaffee oder Tee, evtl. mit Kondensmilch (1 TL pro Person) oder Süßstoff.
(Zubereitungszeit: 10 Min.)

Zwischenmahlzeit: Rohe Möhren (ca. 80 kcal/Portion)
8 Möhren (je 150 g)
Zitronensaft

Die Möhren raspeln und mit einigen Zitronenspritzern vermischen.
(Zubereitungszeit: etwa 3 Min.)

Mittagessen: Seelachs »Duxelles« (ca. 265 kcal/Portion)
800 g Alaska-Seelachs-Filets
½ Zitrone
1 Zwiebel
250 g frische Champignons
1 TL Butter
1 EL Petersilie
Jodsalz, weißer Pfeffer
¼ l Weißwein

Den Seelachs mit dem Saft einer halben Zitrone beträufeln. Zur Herstellung der cremeartigen Masse die Zwiebel schälen und fein hacken. Die Champignons putzen, waschen, klein hacken. Die Zwiebelwürfel in Butter 1 Min. lang dünsten, die Pilze zugeben, salzen, pfeffern und weiterdünsten, dann die Petersilie zugeben. Die Fischfilets salzen, pfeffern, in eine feuerfeste Form legen und den Weißwein zugeben.

Mit der Pilzmasse bestreichen. Im vorgeheizten Backofen (ca. 200 °C) 40 Min. zugedeckt dünsten. In der feuerfesten Form servieren. Dazu etwas frischer Salat.
(Zubereitungszeit: 60 Min.)

Zwischenmahlzeit: Je ein Diät-Genießer-Joghurt
(ca. 210 kcal/Portion)

Abendbrot: Paprika-Champignon-Pfanne
(ca. 180 kcal/Portion)
1 Zwiebel
3 grüne Paprikaschoten (je ca. 150 g)
250 g frische Champignons
3 EL Sonnenblumenöl
1 Knoblauchzehe
1 EL Tomatenmark
$^1/_2$ TL Oregano
1 TL Jodsalz
1 Prise weißer Pfeffer

Die Zwiebel in feine Ringe zerschneiden. Die entkernten Paprikaschoten in Streifen, die gesäuberten Champignons in Scheibchen schneiden. In einer Pfanne das Öl erhitzen und darin die Zwiebelringe 5 Min. lang anbraten. Die zerdrückte Knoblauchzehe und die Paprikastreifen zugeben und unter ständigem Rühren weitere 10 Min. anbraten. Die Champignons zugeben und nochmals 10 Min. schmoren. Tomatenmark beigeben und mit Oregano, Salz und Pfeffer würzen. Auf kleiner Flamme unter Umrühren etwa 5 Min. köcheln lassen.
(Zubereitungszeit: 1 Std.)

4. TAG

Frühstück: Knusper-Flakes (ca. 290 kcal/Portion)
2 EL Honig
4 EL Haselnusskerne
1 l H-Milch
180 g Cornflakes

Den Honig in einer Pfanne zerlaufen lassen. Die Haselnusskerne klein reiben, in einer Pfanne rösten. Die Milch in vier tiefe Teller gießen, Cornflakes dazugeben und die gerösteten Nüsse darüber streuen. Dazu: Kaffee oder Tee, evtl. mit Kondensmilch (1 TL pro Person) oder Süßstoff.
(Zubereitungszeit: 5 Min.)

Zwischenmahlzeit: Schinkenbrot (ca. 90 kcal/Portion)
4 Scheiben Vollkornbrot
2 TL Bioreform Vitamin-Margarine
4 Scheiben gekochter Hinterschinken

Die Brotscheiben mit Margarine bestreichen, den Schinken darauf legen.
(Zubereitungszeit: 3 Min.)

Mittagessen: Spaghetti mit Frischkäse und Tomatengemüse (ca. 480 kcal/Portion)
4 Tomaten (je ca. 80 g)
2 kleine Zwiebeln
3 EL Olivenöl
Jodsalz, weißer Pfeffer
300 g körniger Frischkäse
8-Kräuter-Mischung

250 ml Instantbrühe
400 g Spaghetti
4 EL Weißwein
1 EL Basilikum
50 g geriebener Emmentaler

Die Tomaten häuten, entkernen und in Stücke schneiden. Die fein gehackten Zwiebeln in dem Olivenöl glasig schwitzen, die Tomaten dazugeben und leicht andünsten, mit Salz und Pfeffer würzen. 4 gehäufte EL davon zur Seite stellen und warm halten. Den Frischkäse mit der 8-Kräuter-Mischung verrühren, die Instantbrühe zu den restlichen Tomaten geben und einkochen lassen, bis die Sauce leicht cremig ist. Inzwischen die Spaghetti bissfest kochen. Die Sauce mit Weißwein abschmecken. Das Basilikum mit der Sauce und den Spaghetti mischen. Als Nudelnester auf die Teller setzen, mit den Tomatenstücken und geriebenem Emmentaler servieren.
(Zubereitungszeit: 20 Min.)

Zwischenmahlzeit: Marmeladenzwieback
(ca. 80 kcal/Portion)
4 Scheiben Zwieback
80 g Diätkonfitüre

Zwieback mit Konfitüre bestreichen.
(Zubereitungszeit: 2 Min.)

Abendbrot: Käse-Apfel-Schnitte (ca. 350 kcal/Portion)
4 Scheiben Vollkornbrot
2 EL Butter
160 g Goudakäse
4 kleine Äpfel (je ca. 80 g)
Zitronensaft
weißer Pfeffer

Die Brotscheiben mit Butter bestreichen und mit dem Käse belegen. Die Äpfel vierteln, vom Kerngehäuse befreien und in dünne Scheiben teilen. Auf dem Käse anrichten, sofort mit Zitronensaft beträufeln und mit Pfeffer bestreuen.
(Zubereitungszeit: 10 Min.)

5. TAG

Frühstück: Camembert-Knäcke (ca. 470 kcal/Portion)
8 Scheiben Knäckebrot
2 EL Bioreform Vitamin-Margarine
120 g Camembert
4 Becher probiotischer Joghurt
½ l Orangensaft

Die Knäckebrote mit Margarine und Camembert bestreichen. Dazu pro Person einen Becher Joghurt und ⅛ l Orangensaft servieren. Dazu: Kaffee oder Tee, evtl. mit Kondensmilch (1 TL pro Person) oder Süßstoff.
(Zubereitungszeit: 5 Min.)

Zwischenmahlzeit: Je eine mittelgroße Banane
(ca. 150 kcal/Portion)

Mittagessen: Hähnchenbrustfilet auf Blumenkohl
(ca. 300 kcal/Portion)
1 Kopf Blumenkohl (ca. 500 g)
Jodsalz
8 Tomaten
800 g Hähnchenbrustfilets
weißer Pfeffer
2 EL Sonnenblumenöl
1 Becher Joghurt, fettarm
1 Prise Zucker
1 Prise Muskat

Den Blumenkohl putzen, in Röschen zerteilen, waschen und in Salzwasser garen. Abgießen und abkühlen lassen. Die Tomaten überbrühen und abziehen, dann vierteln und entkernen. Die aufgetauten Hähnchenbrustfilets mit Salz und Pfeffer bestreuen und im heißen Öl von jeder Seite ca. 5 Min. braten. Anschließend in Stücke schneiden und abkühlen lassen. Aus Joghurt, Salz, Zucker und Muskat eine Salatsauce rühren. Die Blumenkohlröschen, Tomatenviertel und Hähnchenbrustfilets auf einer Platte anrichten. Anschließend die Salatsauce darüber gießen.
(Zubereitungszeit: 45 Min.)

Zwischenmahlzeit: Orangen-Vitamindrink
(ca. 100 kcal/Portion)
150 g Joghurt, fettarm
100 ml Orangensaft

Den Joghurt mit Orangensaft mixen.
(Zubereitungszeit: 2 Min.)

Abendbrot: Kartoffelsalat mit Lachsstreifen
(ca. 220 kcal/Portion)
1 kg Kartoffeln
200 ml Instantbrühe
2 EL Essig
5 EL Sonnenblumenöl
1 EL mittelscharfer Senf
150 g körniger Frischkäse
Jodsalz, Pfeffer
200 g Räucherlachs
1 TL Petersilie

Die Kartoffeln waschen und im Dämpfer oder in einem Topf mit wenig Wasser garen. Für die Marinade die Brühe mit Essig, Öl, Senf, Frischkäse, Salz und Pfeffer verrühren. Den Lachs in 1 cm breite und etwa 5 cm lange Streifen schneiden. Die Kartoffeln abgießen, auskühlen lassen und dann pellen. In dünne Scheiben schneiden, mit der Petersilie und den Lachsstreifen in einer Schüssel anrichten. Mit der Marinade anmachen.
(Zubereitungszeit: 45 Min.)

6. TAG

Frühstück: Fruchtbecher und Käsetoast
(ca. 370 kcal/Portion)
4 Becher probiotischer Joghurt
40 g Diätkonfitüre
1 Dose Mandarin-Orangen
4 Scheiben Toastbrot
2 TL Bioreform Vitamin-Margarine
80 g Edamer Käse

Den Joghurt mit der Konfitüre verrühren, anschließend die Mandarin-Orangen darunter mischen. Die Toastbrote mit Margarine bestreichen, den Käse darauf legen. Dazu: Kaffee oder Tee, evtl. mit Kondensmilch (1 TL pro Person) oder Süßstoff. (Zubereitungszeit: 5 Min.)

Zwischenmahlzeit: Müsliriegel Traube (ca. 100 kcal)

Mittagessen: Schweinefilets mit Apfel
(ca. 380 kcal/Portion)
600 g Schweinefilets
4 säuerliche Äpfel (400 g)
1–2 EL Zitronensaft
250 g Champignons
1 TL Butterschmalz
Jodsalz, weißer Pfeffer
4 EL Reis

Die Schweinefilets auftauen. Die Äpfel vom Kerngehäuse befreien, in Ringe schneiden und mit Zitronensaft beträufeln. Champignons putzen und vierteln. Zwei große Stücke Alufolie mit Butterschmalz einfetten. Je die Hälfte der Apfelringe und Pilze auf die Folienstücke verteilen und ein Schweinefilet darüber legen. Nach Wunsch noch etwas salzen und pfeffern.
Die Kanten der Folie nach oben falten und seitwärts gut verschließen, damit kein Bratsaft auslaufen kann. Beide Folienpakete in den vorgeheizten Backofen legen, bei 175 °C je nach Fleischbeschaffenheit etwa 50–60 Min. dünsten. Derweil den Reis körnig kochen und mit den Schweinefilets servieren.
(Zubereitungszeit: 75 Min.)

Zwischenmahlzeit: Je zwei Wiener Würstchen
(ca. 150 kcal)

Abendbrot: Bananensalat mit Krabben
(ca. 370 kcal/Portion)
1 Ei
1 TL mittelscharfer Senf
2 EL Zitronensaft
Jodsalz, weißer Pfeffer
3 EL Sonnenblumenöl
150 g Joghurt, fettarm
40 g H-Sahne
Schnittlauch, Petersilie
2 Bananen
1 Orange
200 g Ananas
1 Apfel
200 g Möhren
250 g Krabben

Für die Joghurtmayonnaise das Ei mit dem Senf, Zitronensaft, einer kräftigen Prise Pfeffer und Salz verrühren. Das Öl in feinem Strahl in die Eimasse einrühren. Den Joghurt, die Sahne und die gehackten Kräuter untermischen. Bananen, Orange und Ananas in Stücke schneiden. Apfel und Möhren schälen und raspeln. Das Obst, die Möhren und die Krabben mit der Joghurtmayonnaise mischen.
(Zubereitungszeit: 30 Min.)

7. TAG

Frühstück: Topfenpalatschinken (ca. 140 kcal/Portion)
2 Eier
10 EL H-Milch
Mehl
Jodsalz
1 EL Butter
450 g Magerquark
Vanillinzucker
etwas abgeriebene Zitronenschale

Einen Teig aus Ei, 8 EL Milch, Mehl und etwas Salz zubereiten. Mit der Butter in einer beschichteten Pfanne zwei dünne Pfannkuchen backen. Den Quark mit den übrigen Zutaten glatt rühren und auf die Pfannkuchen streichen. Diese aufrollen, mit 2 EL Milch übergießen und im vorgeheizten Ofen überbacken. Dazu: Kaffee oder Tee, evtl. mit Kondensmilch (1 TL pro Person) oder Süßstoff.
(Zubereitungszeit: 15 Min.)

Zwischenmahlzeit: Je ein Becher probiotischer Joghurt (ca. 125 kcal/Portion)

Mittagessen: Lammsteak mit Rösti und Bohnen (ca. 400 kcal/Portion)
300 g Rösti-Ecken
400 g Lammsteaks
1 mittelgroße Zwiebel
1 TL Sonnenblumenmargarine
750 g Brechbohnen
Jodsalz, weißer Pfeffer

Auf einem Backofenblech Alufolie ausbreiten, darauf die Knusperecken verteilen. Im vorgeheizten Backofen (200 °C) knusprig braten. Die Steaks von beiden Seiten braten. Die Zwiebel schälen, fein würfeln, Margarine in einem Topf erhitzen und die Zwiebelwürfel darin glasig andünsten. Die aufgetauten Bohnen zugeben, kurz andünsten und mit Pfeffer und Salz würzen. Die Steaks mit den Kartoffelrösti und Bohnen servieren.
(Zubereitungszeit: 30 Min.)

Zwischenmahlzeit: Marmeladenzwieback
(ca. 80 kcal/Portion)
4 Scheiben Zwieback
80 g Diätkonfitüre

Zwieback mit Konfitüre bestreichen.
(Zubereitungszeit: 3 Min.)

Abendbrot: Rührei mit Schmelzkäse
(ca. 280 kcal/Portion)
50 g Magerquark
4 EL Mineralwasser
8 Eier
Jodsalz, weißer Pfeffer
1 EL Schnittlauch
2 Ecken Schmelzkäse
1 EL Petersilie
3 Tomaten

Quark und Mineralwasser gut miteinander verquirlen. Eier beifügen. Mit Salz, Pfeffer und Schnittlauch vermischen, danach den in kleine Würfel geschnittenen Schmelzkäse

unterrühren. Eine beschichtete Pfanne erhitzen und die Masse hineingeben. Ohne Fett bei mittlerer Hitze das Rührei bereiten, dabei gelegentlich die Masse vom Pfannenrand schollenartig in die Pfanne schieben. Vor dem Servieren mit Petersilie überstreuen und mit Tomatenscheiben garniert anrichten.
(Zubereitungszeit: 30 Min.)

Die zweite Woche

Einkaufszettel für die 2. Woche

Brot und Mehlprodukte
1 Brötchen
3 Pck. Vollkornbrot (Vollka Unser Kerniges, 500 g)
1 Pck. Knäckebrot (250 g)
1 Pck. Haferflocken (Knusperone, 500 g)
1 Pck. Paniermehl (Lachende Köchin, 400 g)
1 Pck. Semmelbrösel

Milch, Milchprodukte, Eier
2 l H-Milch (1,5 %)
1 Pck. Kondensmilch (Milfina) (zum Kaffee)
4 Becher Magerquark (Milfina, 500 g)
3 Becher Joghurt, fettarm (Milfina, 500 g)
4 Becher Diät-Genießer-Joghurt (Desira, 250 g)
4 Pck. Camembert (125 g)
5 Becher körniger Frischkäse (Bayernland, 200 g)
1 Pck. Schmelzkäsescheiben (Alpenmark, 200 g)
3 Pck. Eier (10er-Packung, Gewichtsklasse M)

Fleisch, Wurst und Fisch
1 Pck. Hackfleisch vom Schwein
(Tillman's, 2 x 250 g, tiefgekühlt)
1 Pck. gekochter Hinterschinken in Scheiben
(Sauels, 200 g)
2 Pck. Lachsschinken (Schwarz Cranz, 150 g)
1 Pck. Hähnchenbrustfilets
(Gut Weissenhaus, 500 g, tiefgekühlt)
1 Pck. Alaska-Seelachs-Filets (H & H,
tiefgekühlt, 1000 g)

6 Pck. Krabben (100 g)
1 Pck. Matjesfilets (Almare, 250 g)

Öle und Fette
1 Pck. Butter (Milfina, 250 g)
1 Fl. Mayonnaise (Kim, 500 ml)

Gewürze
1 Pck. Currypulver

Gemüse und Obst
6 Äpfel (je 80 g)
4 Bananen
1 Blumenkohl (ca. 1000 g)
1 Pck. Champignons (500 g)
2 Grapefruits
1 kleine Salatgurke
2,5 kg Kartoffeln
8 Kiwis
600 g Möhren
1 rote, 4 grüne Paprikaschoten
6 Bund Radieschen
1 Eisbergsalat
3 kg Tomaten
4 Zucchini

Fertigprodukte
2 Pck. Rahmspinat (Gartenkrone, 450 g, tiefgekühlt)
1 Dose Erbsen (Gartenkrone, 425 ml)
1 Pck. Beerenmischung (Gartenkrone, tiefgekühlt, 750 g)
2 Gläser Schattenmorellen (Gartenkrone, 720 ml)
1 Pck. Müsliriegel Haselnuss (Knusperone, 8 Stück)
1 Pck. Müsliriegel Sonnenblumenkerne
(Knusperone, 8 Stück)

1 Pck. Sultaninen (Sweet Valley, 250 g)
1 Pck. Trockenpflaumen (Sunshine Fruit, 500 g)

Getränke
Kaffee (Amaroy)
Tee
3 Pck. Karottensaft (500 ml)
1 Pck. Orangensaft (Premium Direktsaft, 750 ml)
Mineralwasser

Die Rezepte

8. TAG

Frühstück: Schinkenbrot mit Käse (ca. 320 kcal/Portion)
4 Scheiben Vollkornbrot
2 TL Butter
8 Scheiben Lachsschinken
200 g körniger Frischkäse
Jodsalz, weißer Pfeffer
1 Bund Radieschen
500 g fettarmer Joghurt

Die Brotscheiben mit Butter bestreichen. In der Mitte zerschneiden und je eine Hälfte mit Schinken, die andere mit Frischkäse belegen. Nach Geschmack pfeffern und salzen. Die gewaschenen Radieschen und den Joghurt dazu essen. Dazu: Kaffee oder Tee, evtl. mit Kondensmilch (1 TL pro Person) oder Süßstoff. (Zubereitungszeit: 10 Min.)

Zwischenmahlzeit: Je ein Müsliriegel Sonnenblumenkerne (ca. 120 kcal/Portion)

Mittagessen: Kartoffelbrei mit Ei (ca. 340 kcal/Portion)
800 g Kartoffeln
Jodsalz
400 ml H-Milch
1 TL Butter
Muskatnuss
600 g Rahmspinat
4 Eier
4 Tropfen Sonnenblumenöl

Die Kartoffeln schälen, vierteln und in Salzwasser gar kochen. Die Milch erwärmen, Butter zufügen und zu den Kartoffeln geben. Zu Kartoffelbrei stampfen und mit Salz und Muskat abschmecken. Den aufgetauten Spinat etwa 10 Min. kochen. Die Eier mit etwas Milch verrühren und salzen. Das Sonnenblumenöl in einer Pfanne erwärmen und das Rührei darin braten. Zum Servieren auf den vorgewärmten Tellern mit dem Kartoffelbrei am Rand einen breiten Ring ziehen. Den Spinat hineingießen und das Rührei drauflegen. (Zubereitungszeit: 30 Min.)

Zwischenmahlzeit: Vitamindrink (ca. 100 kcal/Portion)
8 Kiwis
2 EL Zitronensaft
Mineralwasser

Die geschälten Kiwis mit Zitronensaft pürieren. Mit Mineralwasser auffüllen.
(Zubereitungszeit: ca. 3 Min.)

Abendbrot: Tomatenpfanne (ca. 320 kcal/Portion)
15 Tomaten
Jodsalz, weißer Pfeffer
400 g körniger Frischkäse
2 EL Basilikum
1 EL Olivenöl
4 Scheiben Knäckebrot

Die Tomaten in dickere Scheiben schneiden (Stielansätze entfernen!) und nebeneinander in eine Pfanne legen. Salz, Pfeffer darüber streuen, erhitzen und einmal umdrehen. Den Frischkäse darauf geben, noch einmal mit Salz und

Pfeffer würzen und 2 Min. mit geschlossenem Deckel erwärmen. Zum Schluss mit Basilikum bestreuen, mit Öl beträufeln und direkt aus der Pfanne essen. Dazu gibt es je eine Scheibe Knäckebrot.
(Zubereitungszeit: 20 Min.)

9. TAG

Frühstück: Pikante Joghurtspeise (ca. 220 kcal/Portion)
100 g Vollkornbrot
500 g fettarmer Joghurt
Jodsalz, weißer Pfeffer
3 Bund Radieschen
1 EL Petersilie
3 EL Schnittlauch

Das Vollkornbrot zerbröseln, mit Joghurt mischen, anschließend mit Salz und einer Prise Pfeffer verrühren. Nach Geschmack süßen. Die Radieschen putzen und waschen. In feine Scheiben und die Hälfte der Scheiben in dünne Streifen schneiden. Dann die Radieschenstreifen, Petersilie und Schnittlauch unter den Joghurt rühren. Die Speise auf Tellern mit dem Rest der Radieschenscheiben garnieren. Dazu: Kaffee oder Tee, evtl. mit Kondensmilch (1 TL pro Person) oder Süßstoff.
(Zubereitungszeit: 15 Min.)

Zwischenmahlzeit: Grapefruit (ca. 65 kcal/Portion)
2 Grapefruits teilen und die Schnitze herauslösen.
(Zubereitungszeit: 3 Min.)

Mittagessen: Apfel-Matjes-Salat (ca. 490 kcal/Portion)
4 küchenfertige Matjesfilets
4 hart gekochte Eier
3 Gewürzgurken
4 Äpfel
2 EL Zitronensaft
100 g Mayonnaise
Jodsalz, Pfeffer
Petersilie
4 Scheiben Vollkornbrot

Matjesfilets eine Stunde wässern, dann in Streifen schneiden. Eier schälen, aus einem Ei das Eigelb herauslösen, hacken und aufbewahren; restliche Eier und Gurken würfeln. Die Äpfel waschen, abtrocknen, vierteln, entkernen und würfeln. Mit Zitronensaft beträufeln und mit den übrigen Zutaten vermischen. Die Mayonnaise unter den Salat geben und mit Salz und Pfeffer abschmecken. Mit gehacktem Eigelb und Petersilie garnieren und einer Scheibe Vollkornbrot je Person servieren.
(Zubereitungszeit inkl. Wässern: 75 Min.)

Zwischenmahlzeit: Schinkenbrot (ca. 90 kcal/Portion)
4 Scheiben Vollkornbrot
2 TL Bioreform Vitamin-Margarine
4 Scheiben gekochter Hinterschinken

Die Brotscheiben mit Margarine bestreichen, den Schinken drauflegen.
(Zubereitungszeit: 3 Min.)

Abendbrot: Heißer Camembert (ca. 320 kcal/Portion)
200 g Beeren
2 EL Orangensaft
schwarzer Pfeffer
1/2 TL mittelscharfer Senf
240 g Camembert
4 Scheiben Vollkornbrot

Die aufgetauten Beeren mit Orangensaft, etwas Pfeffer und Senf zu einer Sauce vermischen und erhitzen. Den Käse in Scheiben schneiden und auf die Brote legen. Im Grill überbacken. Dazu die Sauce essen.
(Zubereitungszeit: 20 Min.)

10. TAG

Frühstück: Fischerfrühstück (ca. 275 kcal/Portion)
4 Eier
4 EL Butter
200 g Nordseekrabben
4 Scheiben Toast
2 EL Schnittlauch

Die Eier mit 1/2 Teelöffel Butter in einer beschichteten Pfanne zum Rührei braten. Die Krabben zugeben, bevor die Eimasse aufstockt. Die Toastscheiben rösten, mit der restlichen Butter bestreichen und die Krabben drauflegen. Mit Schnittlauch bestreuen. Dazu: Kaffee oder Tee, evtl. mit Kondensmilch (1 TL pro Person) oder Süßstoff.
(Zubereitungszeit: 10 Min.)

Zwischenmahlzeit: Je ein kleiner Apfel
(ca. 50 kcal/Portion)

Mittagessen: Kartoffeln und Quark
(ca. 300 kcal/Portion)
750 g Kartoffeln
500 g Magerquark
150 ml H-Milch
1 TL Basilikum
1 TL Petersilie
4 Zwiebeln
60 g Gurke
2 TL Schnittlauch
2 TL Jodsalz, 1 TL schwarzer Pfeffer

Die Kartoffeln waschen und gar kochen, pellen und abkühlen lassen. Den Quark in einer Schüssel mit der Milch verrühren. Basilikum und Petersilie hinzugeben. Die Zwiebeln und Gurke schälen und in kleine Würfel schneiden. Mit dem Schnittlauch in die Schüssel geben. Den Quark mit Pfeffer und Salz abschmecken und mit Kartoffeln servieren.
(Zubereitungszeit: 30 Min.)

Zwischenmahlzeit: Je ein Diät-Genießer-Joghurt
(ca. 210 kcal/Portion)

Abendbrot: Hackfleischbällchen (ca. 365 kcal/Portion)
1 älteres Brötchen
6 EL warme H-Milch
1 kleine Zwiebel
350 g Hackfleisch vom Schwein
1 Ei
1 TL Majoran
Jodsalz, Pfeffer
150 g Camembert
50 g Haferflocken
1 TL Butterschmalz
einige Salatblätter
Gurken- und rote Paprikawürfelchen
1 Bund Radieschen

Das Brötchen in Würfel schneiden, mit der Milch begießen und einweichen lassen. Die Zwiebel schälen, das Hackfleisch in eine Schüssel geben, die Zwiebel fein auf das Hackfleisch reiben, das ausgedrückte Brötchen, das Ei, Majoran, Salz und Pfeffer hinzufügen und alles gut verkneten. Den Camembert entrinden, in kleine Würfel schneiden. Aus je einen gehäuften EL Fleischmasse kleine Bällchen formen. In die Mitte ein Loch drücken, mehrere Käsewürfelchen hineingeben, wieder mit Fleisch schließen. Die Haferflocken in einen tiefen Teller geben, die Bällchen darin wenden. Das Butterschmalz erhitzen, die Bällchen darin rundum braten. Auf Salatblättern mit Gurken- und Paprikawürfelchen und Radieschen servieren.
(Zubereitungszeit: 30 Min.)

11. TAG

Frühstück: Müsli mit Sultaninen (ca. 310 kcal/Portion)
100 g Haferflocken
300 g Magerquark
2 Äpfel
2 EL Haselnusskerne
4 EL Sultaninen
2 EL Honig

Haferflocken mit Quark und wenig Wasser zu einem Brei verrühren. Die ungeschälten Äpfel reiben und mit den gehackten Haselnusskernen und den Sultaninen unter die Haferflocken rühren. Mit Honig süßen. Dazu: Kaffee oder Tee, evtl. mit Kondensmilch (1 TL pro Person) oder Süßstoff. (Zubereitungszeit: 10 Min.)

Zwischenmahlzeit: Vitamindrink (ca. 100 kcal/Portion)
½ l Karottensaft
½ l Orangensaft
Olivenöl

Je ⅛ l Karottensaft und Orangensaft mit 2 TL Öl mischen.

Mittagessen: Bananen-Curry (ca. 500 kcal/Portion)
2 Zwiebeln
30 g Butter
2 EL Currypulver
125 ml Instantbrühe
⅛ l H-Sahne
400 g Krabben
Saft einer halben Zitrone
Jodsalz, weißer Pfeffer

Muskatnuss
4 Bananen
Petersilie
150 g Reis
1 kleine rote Paprika
100 g Erbsen

Die Zwiebeln schälen, fein hacken und in heißer Butter weich dünsten. Das Currypulver einstreuen und andünsten. Mit der klaren Brühe und der Sahne aufgießen, aufkochen und 10 Min. köcheln lassen. Krabben hineingeben. Mit Zitronensaft, Salz, Pfeffer und Muskat würzen. Bananen schälen, in Scheiben schneiden und in das Ragout rühren, kurz darin erhitzen. Die Petersilie einstreuen. Den Reis in kochendes Salzwasser schütten und in 20 Min. ausquellen lassen. Die Paprika waschen, putzen und in winzige Würfel schneiden. Mit den Erbsen 8 Min. vor Garzeitende zum Reis geben. Vier Reisringförmchen gut einfetten, den Reis einfüllen und als Ring auf vier Teller stürzen. Das Bananencurry in die Mitte füllen.
(Zubereitungszeit: 45 Min.)

Zwischenmahlzeit: Je ein hart gekochtes Ei
(ca. 75 kcal/Portion)

Abendbrot: Doppeltes Käsebrot (ca. 240 kcal/Portion)
150 g körniger Frischkäse
2 TL Schnittlauch
2 TL Petersilie
4 Scheiben Vollkornbrot
4 Scheiben Schmelzkäse
1/2 TL Paprika edelsüß

Den Frischkäse mit Schnittlauch und Petersilie mischen. Auf die Vollkornbrotscheiben streichen und je eine Käsescheibe drauflegen. Mit Paprikapulver würzen.
(Zubereitungszeit: 10 Min.)

12. TAG

Frühstück: Porridge mit Kräuterknäcke
(ca. 370 kcal/Portion)
80 g Haferflocken
2 TL Honig
200 g Magerquark
2 TL Olivenöl
Milch
je 2 TL Petersilie und Schnittlauch
8 Scheiben Knäckebrot
400 ml Karottensaft mit Honig

Die Haferflocken kochen, bis ein dicker Brei entsteht. Mit Honig süßen und unmittelbar vor dem Essen mit Milch übergießen. Daher vorher den Quark mit Öl und Milch glatt rühren, die Kräuter darunter mischen und damit die Knäckebrotscheiben bestreichen. Dazu Karottensaft trinken.
(Zubereitungszeit: 20 Min.)

Zwischenmahlzeit: Honigzwieback
(ca. 110 kcal/Portion)
8 Scheiben Zwieback
Honig

Zwieback mit Honig bestreichen.
(Zubereitungszeit: 3 Min.)

Mittagessen: Gemüseeintopf mit Pute
(ca. 390 kcal/Portion)
500 g Hähnchenbrustfilet
800 g Kartoffeln
600 g Möhren
2 grüne Paprikaschoten
2 Tomaten
2 Zucchini
2 EL Olivenöl
6 EL Tomatenmark
750 ml Instantbrühe
Paprikapulver edelsüß
Jodsalz, weißer Pfeffer

Das Hähnchenfleisch braten. Anschließend die geschälten Kartoffeln und Möhren klein schneiden. Paprikaschoten halbieren, entkernen und das Fruchtfleisch in Stücke schneiden. Die Tomaten und Zucchini würfeln. Das Gemüse in Olivenöl und wenig Wasser bei mäßiger Hitze bissfest dünsten. Das Tomatenmark unterrühren und auf das Ganze die Gemüsebrühe gießen. Kräftig mit Paprikapulver, Pfeffer und Salz würzen. Anschließend das Putenfleisch in Würfel schneiden und dem Gemüse beimengen. Den Eintopf noch 15 Min. schmoren lassen, dann sofort servieren.
(Zubereitungszeit: 45 Min.)

Zwischenmahlzeit: Je ein Müsliriegel Haselnuss
(ca. 100 kcal/Portion)

Abendbrot: Bunter Quarkberg (ca. 85 kcal/Portion)
250 g Magerquark
150 ml fettarme H-Milch
2 grüne Paprikaschoten
1 Bund Radieschen
1 mittelgroße Zwiebel
1 TL 8-Kräuter-Mischung
4 Scheiben Knäckebrot

Den Quark mit Milch glatt rühren und die geputzten, gewaschenen Paprikaschoten sowie vier Radieschen und die Zwiebel klein geschnitten darunter mengen. Als Berg auf einen Teller häufen, dann mit der 8-Kräuter-Mischung bestreuen, den restlichen Radieschen garnieren und mit dem Knäckebrot verzehren.
(Zubereitungszeit: 15 Min.)

13. TAG

Frühstück: Verdauungsfrühstück (ca. 370 kcal/Portion)
20 Trockenpflaumen
500 g Joghurt, fettarm
4 EL Honig
4 Scheiben Knäckebrot

Die Trockenpflaumen über Nacht in Wasser einweichen. Am Morgen mit etwas Flüssigkeit im Mixer o. Ä. pürieren. Den fettarmen Joghurt und Honig einrühren. Mit einer Scheibe Knäckebrot essen. Dazu: Kaffee oder Tee, evtl. mit Kondensmilch (1 TL pro Person) oder Süßstoff.
(Zubereitungszeit: 10 Min.)

Zwischenmahlzeit: Beerenquark (ca. 180 kcal/Portion)
500 g Magerquark
200 ml H-Milch
500 g Beeren

Quark und Milch glatt rühren. Aufgetaute Beeren durch ein Sieb streichen und unter den Quark ziehen.
(Zubereitungszeit: 7 Min.)

Mittagessen: Fischgratin mit Frischkäse-Kräuterkruste
(ca. 420 kcal/Portion)
2 kleine Kartoffeln (je ca. 50 g)
4 Tomaten
600 g Alaska-Seelachs-Filets
Jodsalz, Pfeffer
1 EL Sonnenblumenöl
2 EL Basilikum
2 Knoblauchzehen, fein gehackt
2 Zucchini
150 g körniger Frischkäse
1 EL 8-Kräuter-Mischung
5 EL Weißwein
2 EL Paniermehl

Die Kartoffeln kochen. Den Backofen auf 200 °C vorheizen. Die Tomaten überbrühen, häuten, entkernen und würfeln. Die Fischfilets abspülen, mit Küchenpapier trockentupfen. Auf beiden Seiten mit Salz und Pfeffer würzen. Den Boden einer flachen Auflaufform mit Öl bestreichen. Die Filets hineinlegen, Basilikum, Knoblauch und Tomatenwürfel darauf verteilen. Die Zucchini in Scheiben schneiden und auf den Filets anordnen, mit Salz bestreuen. Den Frischkäse mit Kräutermischung, Weißwein und Paniermehl verrüh-

ren, die Filets damit überziehen. Im Backofen 20 Min. überbacken. Mit den Kartoffeln servieren.
(Zubereitungszeit: ca. 1 Std.)

Zwischenmahlzeit: Je eine mittelgroße Banane
(ca. 150 kcal/Portion)

Abendbrot: Champignonsalat (ca. 280 kcal/Portion)
4 Tomaten
1 Eisbergsalat
400 g frische Champignons
4 EL Sonnenblumenöl
4 EL Zitronensaft
Senf
Jodsalz, weißer Pfeffer
4 Scheiben Knäckebrot

Die Tomaten würfeln (Stielansatz entfernen!). Den Eisbergsalat zerpflücken. Die Champignons säubern, in Öl braten, mit den Tomatenwürfeln auf die Salatblätter legen. Mit Öl, Zitronensaft, Senf, Salz und Pfeffer anmachen. Dazu das Knäckebrot essen.
(Zubereitungszeit: 20 Min.)

14. TAG

Frühstück: Eier im Glas (ca. 280 kcal/Portion)
8 Eier
Jodsalz, Pfeffer
4 Scheiben Toast
4 Gläser Karottensaft (je 1/8 l)

Die Eier weich kochen, schälen und in vier Gläser legen. Etwas Salz und Pfeffer hineinstreuen. Dazu das Toastbrot essen und den Karottensaft trinken.
(Zubereitungszeit: 7 Min.)

Zwischenmahlzeit: Käseknäcke (ca. 165 kcal/Portion)
4 Scheiben Knäckebrot
2 TL Bioreform Vitamin-Margarine
4 Scheiben Schmelzkäse

Knäckebrot mit Margarine bestreichen und den Käse drauflegen. (Zubereitungszeit: 2 Min.)

Mittagessen: Blumenkohl mit Schinken
(ca. 360 kcal/Portion)
4 Scheiben gekochter Hinterschinken
1 Blumenkohl
Jodsalz
4 Tomaten
2 EL Semmelbrösel
50 g geriebener Emmentaler
30 g Sonnenblumenmargarine

Den Schinken in Streifen schneiden. Blumenkohl putzen, in kochendes Wasser geben, leicht salzen und 15 Min. garen. Abtropfen lassen. Eine feuerfeste Form einfetten und den Blumenkohl hineinlegen. Tomaten halbieren (Stielansätze entfernen!) und um den Blumenkohl legen. Mit Schinkenstreifen belegen, Semmelbrösel und geriebenen Emmentaler darüber streuen. Die Margarine zergehen lassen und darüber geben. Im auf 180 °C vorgeheizten Ofen ca. 20 Min. gratinieren. (Zubereitungszeit: 1 Std.)

Zwischenmahlzeit: Tomatenbrot (ca. 118 kcal/Portion)
4 Scheiben Vollkornbrot
2 TL Bioreform Vitamin-Margarine
6 Tomaten

Das Brot mit Margarine bestreichen. Die Tomaten in Scheiben schneiden und darauf legen.
(Zubereitungszeit: 3 Minuten)

Abendbrot: Haferflocken-Kirsch-Auflauf
(ca. 440 kcal/Portion)
1 EL Butter
200 g Haferflocken
1 Prise Jodsalz
600 g Schattenmorellen
2 Eier
250 ml H-Milch
2 EL Zucker

Die Butter in einem Topf erhitzen. Haferflocken und Salz zugeben und unter Rühren 10 Min. bei schwacher Hitze leicht rösten. In eine Schüssel schütten, damit die Haferflocken nicht nachbräunen. Die Kirschen auf einem Sieb gut abtropfen lassen, den Saft auffangen. Die Hälfte der Haferflocken in eine gefettete feuerfeste Form geben, die Kirschen darauf verteilen; darüber die restlichen Haferflocken. Die Eier mit Milch verquirlen. Darüber gießen und mit Zucker bestreuen. Den Auflauf in den vorgeheizten Backofen auf die mittlere Schiene stellen und 45 Min. bei mittlerer Hitze backen. Danach sofort mit Kirschsaft servieren.
(Zubereitungszeit: 90 Min.)

Die dritte Woche

Einkaufszettel für die 3. Woche

Brot und Mehlprodukte
9 Brötchen
2 Pck. Vollkornbrot (Vollka Unser Kerniges, 500 g)
1 Pck. Toastbrot (500 g)
1 Pck. Knäckebrot (250 g)
1 Pck. Früchtemüsli (Knusperone, 750 g)
1 Pck. Spaghetti (Alino, 500 g)

Milch, Milchprodukte, Eier
2 l H-Milch (1,5 %)
1 Pck. Kondensmilch (Milfina) (zum Kaffee)
2 Becher Magerquark (Milfina, 500 g)
3 Becher fettarmer Joghurt (Milfina, 500 g)
4 Becher Diät-Genießer-Joghurt (Desira, 250 g)
8 Becher probiotischer Joghurt (BI'AC, 150 g)
1 Pck. Blauschimmelkäse (Creme Royale, 150 g)
2 Pck. Camembert (125 g)
1 Pck. geriebener Emmentaler (200 g)
1 Becher körniger Frischkäse (Bayernland, 200 g)
1 Pck. Goudascheiben (Sonnenhof, 200 g)
1 Pck. Schmelzkäsescheiben (Alpenmark, 200 g)
2 Pck. Eier (10er-Packung, Gewichtsklasse M)

Fleisch, Wurst und Fisch
1 Pck. Schweinefilets (Prevora, tiefgekühlt, 400 g)
1 Pck. Hackfleisch vom Schwein
(Tillman's, tiefgekühlt, 2 x 250 g)
1 Pck. Rindersteaks (Prevora, tiefgekühlt, 400 g)
1 Pck. Wiener Würstchen (Schmälze, im Kühlregal, 8 Stück)

1 Pck. gekochter Hinterschinken in Scheiben (Sauels, 200 g)
1 Pck. Hähnchenbrustfilets (Gut Weissenhaus, tiefgekühlt, 750 g)
1 Pck. Alaska-Seelachs-Filets (H & H, tiefgekühlt, 1000 g)

Öle und Fette
1 Pck. Bioreform Vitamin-Margarine (Bellasan, 500 g)

Gewürze
Falls einige für die vergangenen beiden Wochen gekaufte Gewürze bereits verbraucht sind, dann frischen Sie Ihren Bestand wieder auf (siehe Einkaufszettel für die 1. und 2. Woche).

Gemüse und Obst
15 Äpfel
13 Bananen
3 Birnen
6 Grapefruits
4 Kiwis
3 Pck. Champignons (500 g)
1 kleine Salatgurke
1 kg Kartoffeln
1 Möhre (ca. 150 g)
4 kleine rote, 2 große grüne Paprikaschoten
2 Köpfe Eisbergsalat
1 Sellerie
4 kg Tomaten
1 kg Zwiebeln

Fertigprodukte
1 Pck. Delikatess-Soße zum Braten
(Lachende Köchin, Instantpulver)
1 Glas flüssiger Honig (Goldland)
1 Glas Diätkonfitüre (Grandessa)
2 Dosen Mandarin-Orangen (Sweet Valley, 314 ml)
1 Pck. pürierte Tomaten (Gina, 500 g)
1 Pck. Müsliriegel Sonnenblumenkerne
(Knusperone, 8 Stück)
1 Pck. Müsliriegel Traube (Knusperone, 8 Stück)

Getränke
Kaffee (Amaroy)
Tee
2 Pck. Karottensaft mit Honig (500 ml)
1 Pck. Orangensaft (Premium Direktsaft, 750 ml)
Mineralwasser
1 Fl. Weißwein

15. TAG

Frühstück: Bananen mit Haferflocken
(ca. 250 kcal/Portion)
5 EL Haferflocken
4 Bananen
1 EL Orangensaft
600 ml H-Milch
nach Geschmack Honig oder Süßstoff

Die Haferflocken in einer beschichteten Pfanne ohne Fett leicht anrösten und abkühlen lassen. Die Bananen schälen und mit dem Saft im Mixer oder mit dem Schneidestab pürieren. 4 EL Haferflocken, Milch, Honig oder Süßstoff hinzufügen und noch einmal kräftig durchmixen, in Gläser gießen und mit den restlichen Haferflocken bestreuen. Dazu: Kaffee oder Tee, evtl. mit Kondensmilch (1 TL pro Person) oder Süßstoff.
(Zubereitungszeit: 10 Min.)

Zwischenmahlzeit: Je ein Müsliriegel Traube
(ca. 100 kcal/Portion)

Mittagessen: Spaghetti Bolognese (ca. 360 kcal/Portion)
250 g Spaghetti
Jodsalz
1 EL Sonnenblumenöl
1 rote Paprikaschote
1 Zwiebel

1 Knoblauchzehe
1 TL Butterschmalz
125 g Hackfleisch vom Schwein
weißer Pfeffer
Majoran
Oregano
Paprika edelsüß
250 g pürierte Tomaten
Bratensauce für 125 ml Sauce

Die Nudeln in 2–3 l kochendes Salzwasser legen, das Öl dazugeben und die Nudeln nach Anleitung bissfest garen. Die Paprika halbieren, entkernen, das Fruchtfleisch klein würfeln. Die Zwiebel schälen und fein würfeln, ebenso die Knoblauchzehe, danach das Butterschmalz in einer beschichteten Pfanne erhitzen und die Zwiebel- und Knoblauchwürfel andünsten. Das Hackfleisch und die Paprikawürfel dazugeben, das Ganze bröselig braten, reichlich Gewürze darüber streuen und pürierte Tomaten untermischen. Alles bei mäßiger Hitze etwa 10 Min. lang schmoren lassen, danach das Saucenpulver einrühren, und die Hackfleischmasse bei weiterem Rühren 1 Min. köcheln lassen. Die Nudeln abgießen, abtropfen lassen und auf 4 Teller verteilen. Die Hackfleischsauce darüber ausbreiten.
(Zubereitungszeit: 30 Min.)

Zwischenmahlzeit: Je zwei Wiener Würstchen
(ca. 150 kcal/Portion)

Abendbrot: Rührei mit Schinken
(ca. 270 kcal/Portion)
4 Scheiben gekochter Hinterschinken
1 EL Sonnenblumenmargarine
6 Eier
150 ml H-Milch
Jodsalz, weißer Pfeffer
1 EL Schnittlauch

Den Schinken in Würfel oder Streifen schneiden. Margarine in einer Pfanne erhitzen, den Schinken darin 2 Min. anbraten. Die Eier mit Milch, Salz, Pfeffer verquirlen und die Masse über den Schinken gießen. Unter leichtem Rühren stocken lassen, dann mit Schnittlauch bestreuen.
(Zubereitungszeit: 20 Min.)

16. TAG

Frühstück: Krafttoast
(ca. 360 kcal/Portion)
4 Scheiben Toastbrot
2 TL Butter
2 Scheiben gekochter Hinterschinken
60 g Schmelzkäse in Scheiben
5 g Butter zum Braten
4 Eier
4 EL Schnittlauch
4 Tomaten
1/2 l Karottensaft

Die Toastscheiben rösten und mit je 1/2 TL Butter bestreichen. Je 1/2 Scheibe Schinken und 1 Scheibe Käse drauflegen. Grillen, bis der Käse schmilzt. Inzwischen 5 g Butter in einer beschichteten Pfanne erhitzen, die Eier darin braten. Das Spiegelei auf den Toast legen und Schnittlauch darüber streuen. Dazu pro Person eine Tomate und ein Glas Karottensaft.
(Zubereitungszeit: 20 Min.)

Zwischenmahlzeit: Je ein Becher probiotischer Joghurt
(ca. 125 kcal/Portion)

Mittagessen: Käse-Fleischbällchen (ca. 360 kcal/Portion)
1 Brötchen vom Vortag
100 ml H-Milch
1 kleine Zwiebel
350 g Hackfleisch vom Schwein
1 Ei
1 TL Majoran
Jodsalz, Pfeffer
150 g Camembert
3 EL Haferflocken
1 EL Butterschmalz
Gurke (ca. 50 g)
1 rote Paprika

Das Brötchen in Würfel schneiden und in Milch einweichen lassen. Die Zwiebel auf das Hackfleisch reiben, das ausgedrückte Brötchen, das Ei, Majoran, Salz und Pfeffer hinzufügen und alles gut verkneten. Den entrindeten Camembert in kleine Würfel schneiden. Aus je einen gehäuften EL Fleischmasse kleine Bällchen formen. In die Mitte ein Loch

drücken, mehrere Käsewürfelchen hineingeben, mit Fleisch schließen. Die Haferflocken in einen tiefen Teller geben, die Bällchen darin wenden. Das Butterschmalz erhitzen, die Bällchen darin rundum braten. Mit Gurken- und Paprikawürfelchen servieren.
(Zubereitungszeit: 30 Min.)

Zwischenmahlzeit: Je ein Müsliriegel Sonnenblumenkerne (ca. 120 kcal/Portion)

Abendbrot: Kartoffeln mit Kräuterquark
(ca. 250 kcal/Portion)
1 kg Kartoffeln
300 g Magerquark
100 ml H-Milch
Jodsalz, weißer Pfeffer
1 EL Schnittlauch
1 EL Petersilie
1 Zwiebel

Die Kartoffeln etwa 25 Min. bei mittlerer Hitze kochen. Den Quark mit der Milch verrühren, mit ½ TL Salz und ½ TL Pfeffer würzen und Kräuter darunter mischen. Zwiebel schälen, in kleine Würfel schneiden, im Quark verrühren. Die Kartoffeln abgießen und mit dem Quark servieren.
(Zubereitungszeit: 30 Min.)

17. TAG

Frühstück: Frühstück für Eilige (ca. 190 kcal/Portion)
4 Brötchen
2 TL Butter
4 Tomaten

Die Brötchen mit Butter bestreichen. Tomaten waschen, in Scheiben schneiden (Stielansatz entfernen!). Die Scheiben auf das Brötchen legen. Dazu: Kaffee oder Tee, evtl. mit Kondensmilch (1 TL pro Person) oder Süßstoff.
(Zubereitungszeit: 3 Min.)

Zwischenmahlzeit: Kiwi mit Joghurt
(ca. 100 kcal/Portion)
2 TL Honig
1 Becher fettarmer Joghurt
4 Kiwis

Den Honig mit Joghurt verrühren und mit geschälten, in Scheiben geschnittenen Kiwis vermischen.
(Zubereitungszeit: 5 Min.)

Mittagessen: Bananen-Nuss-Steak
(ca. 510 kcal/Portion)
600 g Schweinefilet
1 Banane
Zitronensaft
2 TL Butter
100 g Blauschimmelkäse
30 g Haselnüsse

Das Schweinefilet in 8 Scheiben schneiden und etwas flach drücken. Die Banane längs und quer halbieren und mit Zitronensaft beträufeln. Die Filets auf jeder Seite 3 Min. grillen, die Bananenstücke auf eine gebutterte Alu-Grillschale legen. Käse in Scheiben schneiden und auf die Bananenstücke legen. Ebenfalls grillen. Sobald die Schweinefilets gebraten sind, die Käsebananen drauflegen und mit gehackten Nüssen bestreuen. (Zubereitungszeit: 30 Min.)

Zwischenmahlzeit: Gefülltes Ei (ca. 180 kcal/Portion)
4 hart gekochte Eier
2 EL Senf
1 EL Essig
Jodsalz
1 EL Sonnenblumenöl
1/2 TL Paprika edelsüß
4 Scheiben Vollkornbrot

Die hart gekochten Eier halbieren, Dotter herauslösen, mit Senf, Essig, Salz, Öl und Paprikapulver verrühren. In die Eihälften füllen. Mit Vollkornbrot essen.
(Zubereitungszeit: 5 Min.)

Abendbrot: Paprikaquark (ca. 250 kcal/Portion)
400 g Magerquark
etwas Wasser
2 EL Tomatenmark
4 kleine Zwiebeln
2 EL Paprikapulver edelsüß
2 EL Kümmel
2 große grüne Paprikaschoten
4 Scheiben Vollkornbrot

Den Magerquark mit dem in einer kleinen Portion Wasser angerührten Tomatenmark vermischen. Die Zwiebeln in feine Würfel schneiden und mit den Gewürzen unter den Quark rühren. Die Paprikaschoten entkernen und in Ringe schneiden. Anschließend den Paprikaquark dick auf das Vollkornbrot streichen und mit den Paprikaschotenringen belegen.
(Zubereitungszeit: 15 Min.)

18. TAG

Frühstück: Süßes Edamer-Knäcke
(ca. 365 kcal/Portion)
8 Scheiben Knäckebrot
2 TL Bioreform Vitamin-Margarine
80 g Edamer Käse
40 g Diätkonfitüre
4 Becher probiotischer Joghurt
400 g Mandarin-Orangen

Knäcke mit Margarine bestreichen. Edamer drauflegen, darüber Konfitüre streichen. Den Joghurt mit je 100 g Mandarin-Orangen vermengen. Dazu: Kaffee oder Tee, evtl. mit Kondensmilch (1 TL pro Person) oder Süßstoff.
(Zubereitungszeit: 10 Min.)

Zwischenmahlzeit: Je ein Müsliriegel Haselnuss
(ca. 100 kcal/Portion)

Mittagessen: Rindersteak mit Frischkäse
(ca. 485 kcal/Portion)
4 Rindersteaks
schwarzer Pfeffer
3 EL Sonnenblumenöl
Jodsalz
1 kleine Zwiebel
1 Möhre
1 Sellerie
1 EL Tomatenmark
8-Kräuter-Mischung
300 g körniger Frischkäse
150 ml Instantbrühe
Zitronensaft

Die aufgetauten Steaks mit Pfeffer bestreuen und in heißem Pflanzenöl von jeder Seite 3–4 Min. braten. Salzen und warm stellen. Die Zwiebel schälen und fein hacken, die Möhre und den Sellerie schälen und raspeln. Im Bratensaft andünsten, das Tomatenmark, den mit der 8-Kräuter-Mischung versehenen Frischkäse und die Instantbrühe unter Rühren hinzufügen und alles einige Minuten köcheln lassen. Mit Zitronensaft und Salz abschmecken. Zu den Steaks servieren.
(Zubereitungszeit: 30 Min.)

Zwischenmahlzeit: Käseknäcke (ca. 155 kcal)
4 Scheiben Knäckebrot
2 TL Bioreform Vitamin-Margarine
4 Scheiben Schmelzkäse

Knäckebrot mit Margarine bestreichen und den Käse drauflegen. (Zubereitungszeit: 2 Min.)

Abendbrot: Champignons provenzalisch
(ca. 75 kcal/Portion)
500 g frische Champignons
1 große Zwiebel
2 Knoblauchzehen
Jodsalz
20 g Sonnenblumenmargarine
6 Tomaten
2 EL Zitronensaft
Petersilie

Die Champignons putzen und in grobe Scheiben schneiden. Zwiebel schälen und fein hacken. Die Knoblauchzehen mit Salz zerdrücken. Beides in heißer Margarine braten. Die Champignons zugeben und gut 10 Min. dünsten. Die Tomaten überbrühen, abziehen (Stielansätze herausschneiden!), würfeln und zugeben. Noch 5 Min. dünsten. Mit Zitronensaft beträufeln und abschmecken. Mit Petersilie überstreuen.
(Zubereitungszeit: 30 Min.)

19. TAG

Frühstück: Gouda-Knäcke (ca. 365 kcal/Portion)
2 Grapefruits
8 Scheiben Knäckebrot
2 TL Bioreform Vitamin-Margarine
8 Scheiben Goudakäse
8 Tomaten
400 ml H-Milch

Grapefruits halbieren und Schnitze mit einem Messer lösen. Knäckebrote mit Margarine bestreichen und Goudascheiben darauf legen. Tomaten in Scheiben schneiden, Stielansatz entfernen. Dazu pro Person eine halbe Tasse Milch. (Zubereitungszeit: 5 Min.)

Zwischenmahlzeit: Je ein Müsliriegel Sonnenblumenkerne (ca. 120 kcal/Portion)

Mittagessen: Italienischer Fischauflauf
(ca. 420 kcal/Portion)
800 g Alaska-Seelachs-Filets
Zitronensaft
Jodsalz
1 EL Sonnenblumenmargarine
1 große Zwiebel
1 Knoblauchzehe
4 EL Olivenöl
2 rote Paprikaschoten
6 Tomaten
weißer Pfeffer
½ TL Basilikum
1 TL Oregano
150 g frische Champignons
75 g geriebener Emmentaler
1 EL Petersilie

Die Fischfilets unter fließendem Wasser abwaschen und trockentupfen. Mit Zitronensaft beträufeln und mit Salz würzen. 10 Min. ziehen lassen. Eine ofenfeste Form mit Margarine einfetten. Filets hineinlegen. Zwiebel und Knoblauchzehe fein hacken und im erhitzten Öl glasig braten. Die

entkernten Paprikaschoten in Streifen schneiden, zu den Zwiebeln geben. Die Tomaten kreuzweise einritzen, mit kochendem Wasser überbrühen, mit kaltem abschrecken, dann häuten. Tomaten halbieren, das Fruchtfleisch in Würfel schneiden. Zu den Zwiebeln geben. Mit Salz und Pfeffer würzen und bei großer Hitze unter ständigem Rühren 2 Min. dünsten. Die Mischung aufs Fischfilet verteilen, Basilikum, Oregano und blättrig geschnittene Champignons zugeben. Im vorgeheizten Backofen bei 200 °C 30 Min. lang backen. 5 Min. vor Ende der Garzeit den geriebenen Emmentaler darüber streuen und zu Ende garen, mit Petersilie bestreuen.
(Zubereitungszeit: 1 Std.)

Zwischenmahlzeit: Grapefruit (ca. 65 kcal/Portion)
Zwei mittelgroße Grapefruits teilen und die Schnitze herauslösen.
(Zubereitungszeit: 3 Minuten)

Abendbrot: Müsli mit Banane (ca. 480 kcal/Portion)
4 Bananen
4 Äpfel
100 g Müsli
1 Becher fettarmer Joghurt
2 bis 4 EL Honig

Die Bananen schälen, in Scheiben schneiden, die Äpfel grob raffeln. Das Müsli mit Joghurt verrühren. Bananen und Äpfel locker unterheben und mit Honig süßen.
(Zubereitungszeit: 10 Min.)

20. TAG

Frühstück: Muntermacher
(ca. 305 kcal/Portion)
4 Scheiben Vollkornbrot
2 TL Bioreform Vitamin-Margarine
40 g Diätkonfitüre
4 Äpfel
500 g fettarmer Joghurt
2 TL Honig
½ l Karottensaft mit Honig

Die Brotscheiben mit Margarine und Konfitüre bestreichen. Die Äpfel raspeln, mit dem Joghurt und Honig vermischen. Dazu pro Person ⅛ l Karottensaft servieren. Außerdem: Kaffee oder Tee, evtl. mit Kondensmilch (1 TL pro Person) oder Süßstoff.
(Zubereitungszeit: 10 Min.)

Zwischenmahlzeit: Je eine mittelgroße Banane
(ca. 150 kcal/Portion)

Mittagessen: Hähnchen-Geschnetzeltes
(ca. 370 kcal/Portion)
600 g Hähnchenbrustfilets
40 g Semmelbrösel
schwarzer Pfeffer
120 ml trockener Weißwein
1½ TL Honig
3 Birnen
1 EL Zitronensaft
60 g Butterschmalz

2 Knoblauchzehen
150 ml Instantbrühe
Jodsalz
4 Scheiben Toastbrot

Die Hähnchenbrustfilets in Streifen schneiden. Die Semmelbrösel, Pfeffer, den Wein und den Honig miteinander verrühren. Anschließend Fleisch damit mischen und zugedeckt 30 Min. ziehen lassen. Die Birnen schälen, achteln, das Kernhaus herausschneiden, mit Zitronensaft beträufeln. Das Fleisch portionsweise im heißen Butterschmalz anbraten, herausnehmen und auf einen Teller legen. Den gehackten Knoblauch und die Birnenspalten unter Rühren etwa 20 Min. lang braten. Die Brühe hinzugießen. Das Fleisch untermischen und erhitzen. Mit Salz und Pfeffer abschmecken und mit einer Scheibe Toastbrot servieren.
(Zubereitungszeit: 75 Min.)

Zwischenmahlzeit: Je ein Diät-Genießer-Joghurt
(ca. 210 kcal/Portion)

Abendbrot: Champignonsalat (ca. 300 kcal/Portion)
5 Tomaten
2 Eisbergsalat
400 g frische Champignons
4 EL Sonnenblumenöl
3 EL Zitronensaft
2 EL mittelscharfer Senf
Jodsalz, weißer Pfeffer
4 Scheiben Knäckebrot

Die Tomaten würfeln (Stielansätze entfernen!). Den Eisbergsalat waschen und zerpflücken. Die Champignons säubern, im Sonnenblumenöl braten, danach mit den Tomatenwürfeln auf die Salatblätter legen. Mit Sonnenblumenöl, Zitronensaft, Senf, Salz und Pfeffer anmachen. Dazu das Knäckebrot essen.
(Zubereitungszeit: 20 Min.)

21. TAG

Frühstück: Festtagsfrühstück (ca. 300 kcal/Portion)
4 Eier
150 g Magerquark
2 TL Petersilie
2 TL Schnittlauch
Jodsalz
2 Grapefruits
4 Tomaten
4 Brötchen

Die Eier weich kochen. Den Magerquark mit Petersilie, Schnittlauch und etwas Salz vermischen. Die Grapefruits zerteilen und mit einem spitzen Messer die Schnitze lösen. Die Tomaten vierteilen (Stielansätze entfernen!). Anschließend die Brötchen zerschneiden, alle Teile mit dem Kräuterquark bestreichen. Erst die Eier, dann die Brötchen mit Tomate essen. Zum Abschluss die Grapefruit. Dazu: Kaffee oder Tee, evtl. mit Kondensmilch (1 TL pro Person) oder Süßstoff.
(Zubereitungszeit: 15 Min.)

Zwischenmahlzeit: Je ein kleiner Apfel
(ca. 50 kcal/Portion)

Mittagessen: Fischfilet mit Tomaten
(ca. 320 kcal/Portion)
2 Zwiebeln
2 EL Sonnenblumenöl
800 g Alaska-Seelachs-Filets
4 EL Zitronensaft
Jodsalz
10 Tomaten
50 g geriebener Emmentaler

Zwiebeln in Streifen schneiden und mit Öl in einer Pfanne weich dünsten. Das Fischfilet in Streifen schneiden, mit dem Zitronensaft säuern und leicht salzen. In eine gefettete Auflaufform lagenweise Filet und abgezogene, entkernte, in Streifen geschnittene Tomaten und Zwiebeln legen, etwa 1/4 l Wasser dazugeben. Mit geriebenem Emmentaler überstreuen und im Backofen 20 Min. überbacken.
(Zubereitungszeit: 40 Min.)

Zwischenmahlzeit: Je ein Müsliriegel Traube
(ca. 100 kcal/Portion)

Abendbrot: Süßer Apfelauflauf (ca. 350 kcal/Portion)
100 g Mehl
1 Prise Jodsalz
50 g Zucker
100 ml H-Milch
4 Eier
2–3 EL Butter
3 Äpfel
1 TL Zitronensaft

Das Mehl in eine Schüssel geben und mit Salz, Zucker und Milch verrühren. Die Eigelbe dazugeben und schlagen, bis ein gleichmäßiger Teig entsteht. 1 EL geschmolzene Butter untermischen. Etwa 20 Min. quellen lassen. Die Äpfel schälen und in Scheiben schneiden. Den Backofen auf 220 °C vorheizen. Die Eiweiße mit einer Prise Salz und Zitronensaft steif schlagen und unter den Teig heben. Eine flache Auflaufform mit Butter bestreichen. Den Teig hineinfüllen und flach streichen. Auf der untersten Schiene in den Backofen schieben und ca. 5 Min. stocken lassen. Die Form herausnehmen und die Apfelspalten darauf verteilen. 1–2 EL flüssige Butter darüber träufeln und mit 2 EL Zucker bestreuen. Nochmals auf der obersten Schiene 20 Min. überbacken.
(Zubereitungszeit: 1 Std.)

Die vierte Woche

Einkaufszettel für die 4. Woche

Brot und Mehlprodukte

4 Baguettebrötchen
2 Pck. Vollkornbrot (Vollka Unser Kerniges, 500 g)
1 Pck. Knäckebrot (250 g)
1 Pck. Zwieback (Brandt)
1 Pck. Bandnudeln (Landvogt, 500 g)
1 Pck. Reis (500 g, parboiled)

Milch, Milchprodukte, Eier

2 l H-Milch (1,5 %)
1 Pck. Kondensmilch (Milfina) (zum Kaffee)
3 Becher Magerquark (Milfina, 500 g)
3 Becher fettarmer Joghurt (Milfina, 500 g)
4 Becher Diät-Genießer-Joghurt (Desira, 250 g)
4 Becher probiotischer Joghurt (BI'AC, je 150 g)
2 Pck. H-Sahne (Milfina, 200 g)
2 Becher Sahnejoghurt (Milfina, 150 g)
1 Becher Schmand (Milfina, 24 %, 200 g)
3 Pck. Eier (10er-Packung Packung, Gewichtsklasse M)

Fleisch, Wurst und Fisch

1 Pck. Hackfleisch vom Schwein (Tillman's, tiefgekühlt, 2 x 250 g)
1 Pck. Bauchspeck (Glocken-Beune, 300 g)
2 Pck. Wiener Würstchen (Schmälzle, Kühlregal, 8 Stück)
1 Pck. gekochter Hinterschinken in Scheiben (Sauels, 200 g)
1 Pck. Lachsschinken (Schwarz Cranz, 150 g)

2 Pck. Hähnchenbrustfilets (Gut Weissenhaus, tiefgekühlt, 750 g)
1 Pck. Putenbrust in Scheiben (Ponnart, 100 g)
2 Pck. Alaska-Seelachs-Filets (M & M, TK-Ware, 1000 g)

Öle und Fette
1 Pck. Butter (Milfina, 250 g)

Gewürze
Falls einige der für die vergangenen drei Wochen gekauften Gewürze bereits verbraucht sind, dann frischen Sie Ihren Bestand wieder auf (siehe Einkaufszettel 1., 2. und 3. Woche).

Gemüse und Obst
15 Äpfel
10 Bananen (mittelgroß)
2 Grapefruits
4 Kiwis
6 Orangen
4 Zitronen
3 Pck. Champignons (500 g)
1 Salatgurke
2,6 kg Kartoffeln
500 g Blumenkohl
200 g Brokkoli
900 g Lauch
1 kg Zwiebeln
1,5 kg Möhren
1 Eisbergsalat
1 Bund Radieschen
2 Sellerie à 100 g
2 kg Tomaten

Fertigprodukte
2 Pck. Beerenmischung (Gartenkrone, TK-Ware, 750 g)
1 Glas Rote Bete (Gartenkrone, 580 ml)
1 Dose geschälte Tomaten (Happy Harvest, 425 g)
1 Dose Mischgemüse (Erbsen/Möhren Gartenkrone, 800-ml-Dose)
1 Pck. Walnusskerne (200 g)

Getränke
Kaffee (Amaroy)
Tee
1 Pck. Karottensaft mit Honig (500 ml)
1 Pck. Orangensaft (Premium Direktsaft, 750 ml)
Mineralwasser

Die Rezepte

22. TAG

Frühstück: Erfrischungsschüssel
(ca. 190 kcal/Portion)
4 Orangen
4 Äpfel
250 g Magerquark
Süßstoff
8 EL Cornflakes

Die Orangen auspressen, in den Saft die geschälten Äpfel reiben. Quark und Süßstoff beigeben und glatt rühren. In vier Schüsseln anrichten, mit Cornflakes bestreuen. Dazu: Kaffee oder Tee, evtl. mit Kondensmilch (1 TL pro Person) oder Süßstoff.
(Zubereitungszeit: 10 Min.)

Zwischenmahlzeit: Vitamindrink
(ca. 100 kcal/Portion)
2 Bananen
400 ml H-Milch

Bananen mit Milch pürieren.
(Zubereitungszeit: 3 Min.)

Mittagessen: Schinken-Pellkartoffeln
(ca. 500 kcal/Portion)
800 g Kartoffeln
4 EL Butter
4 gehäufte EL Mehl
400 ml H-Milch
8 TL Schmand
200 g Katenschinken, gewürfelt
Jodsalz, schwarzer Pfeffer
4 Prisen Muskat
4 Prisen Petersilie

Die Kartoffeln waschen und gar kochen. Danach abpellen und in Würfel schneiden. Die Butter zerlassen und das Mehl darin hellbraun anschwitzen. Dann mit Milch langsam unter Rühren (Schneebesen) klümpchenfrei anrühren. Einige Minuten lang kochen und dann den Schmand zugeben. Anschließend den Würfelschinken und die Kartoffeln in die Sauce geben. Alles erhitzen und mit 2 TL Salz, vier Prisen Pfeffer und Muskat abschmecken. Vor dem Servieren die Petersilie darüber streuen.
(Zubereitungszeit: 40 Min.)

Zwischenmahlzeit: Honigzwieback
(ca. 110 kcal/Portion)
8 Scheiben Zwieback
2 EL Honig

Zwieback mit Honig bestreichen.
(Zubereitungszeit: 3 Min.)

Abendbrot: Champignonbrot (ca. 300 kcal/Portion)
12 große frische Champignons
2 Zitronen
200 g Magerquark
4 EL H-Sahne
4 EL Petersilie
Jodsalz, weißer Pfeffer
4 Scheiben Vollkornbrot
4 hart gekochte Eier
4 Salatblätter

Acht Champignons klein hacken und mit Zitronensaft beträufeln. Mit dem Quark, der Sahne, der Petersilie und den Gewürzen verrühren. Die Vollkornbrotscheiben dick damit bestreichen. Anschließend die restlichen vier Champignons blättrig schneiden und ebenfalls mit Zitronensaft beträufeln. Die Eier schälen und mit einem Eierschneider in Scheiben schneiden. Dann die Champignonblätter und die Eierscheiben auf den Broten anrichten und mit den in Streifen geschnittenen Salatblättern bestreuen.
(Zubereitungszeit: 20 Min.)

23. TAG

Frühstück: Knäckebrot mit Spiegeleiern
(ca. 300 kcal/Portion)
8 Eier
2 TL Sonnenblumenmargarine
4 Scheiben Knäckebrot
4 Tomaten

Die Eier mit der Margarine in einer beschichteten Pfanne zu Spiegeleiern braten. Auf die Knäckebrote legen. Die Tomaten vierteln (Stielansätze entfernen!) und mit den Spiegelei-Knäckebroten essen. Dazu: Kaffee oder Tee, evtl. mit Kondensmilch (1 TL pro Person) oder Süßstoff.
(Zubereitungszeit: 10 Min.)

Zwischenmahlzeit: Beerenquark (ca. 180 kcal/Portion)
500 g Magerquark
200 ml H-Milch
400 g Beeren

Quark und Milch glatt rühren. Aufgetaute Beeren durch ein Sieb streichen und unter den Quark rühren.
(Zubereitungszeit: 7 Min.)

Mittagessen: Tomatenreis mit Lauch
(ca. 470 kcal/Portion)
3 Zwiebeln
4 EL Sonnenblumenöl
200 g Reis
Jodsalz
1 Dose geschälte Tomaten
6 TL Schmand
1 EL Tomatenmark
2 EL Zucker
½ TL Muskatnuss
weißer Pfeffer
600 g Lauch
2 TL Sonnenblumenöl
10 EL Weißwein

Die Zwiebeln schälen, würfeln und in Sonnenblumenöl glasig braten. Reis und 1 TL Salz dazugeben und anschwitzen. Mit ca. 2 l Wasser den Reis ablöschen und etwa 40 Min. lang garen. In der Zwischenzeit klein gewürfelte Tomaten, Schmand, Tomatenmark, Zucker, Muskatnuss, 1/2 TL Pfeffer und 1 TL Salz vermengen und mit dem Reis vermischen. Den Porree waschen und in ca. 1 cm dicke Scheiben schneiden. In Sonnenblumenöl anschwitzen, mit Weißwein ablöschen. Im geschlossenen Topf 4–5 Min. garen. Den Tomatenreis auf einem Lauchbett anrichten.
(Zubereitungszeit: 1 Std.)

Zwischenmahlzeit: Je ein Diät-Genießer-Joghurt
(ca. 210 kcal/Portion)

Abendbrot: Fischsalat nach Waldorf
(ca. 160 kcal/Portion)
400 g Alaska-Seelachs-Filets
Jodsalz
1 Apfel
1 Sellerie
3 El Zitronensaft
250-g-Becher fettarmer Joghurt
1 Prise Zucker
Walnusskerne

Das Fischfilet mit Zitronensaft säuern, wenig salzen und im eigenen Saft dünsten. Nach dem Erkalten zerpflücken. Apfel und Sellerie raspeln oder in feine Streifen schneiden, mit Zitronensaft, Joghurt, Zucker, Salz vermengen und den vorbereiteten Fisch unterheben. Den Salat durchziehen lassen und mit gehackten Walnüssen von ca. vier Früchten bestreuen.
(Zubereitungszeit: 1 Std.)'

24. TAG

Frühstück: Quarkbrote (ca. 300 kcal/Portion)
500 g Magerquark
3 EL Zitronensaft
Süßstoff
6 Äpfel
Jodsalz
4 Scheiben Vollkornbrot
4 Radieschen

Den Quark mit Wasser und Zitronensaft geschmeidig rühren, mit Süßstoff je nach Geschmack süßen. Die Äpfel schälen, einen Apfel beiseite legen. Die restlichen Äpfel grob geraspelt unter den Quark rühren. Mit Salz abschmecken und auf die Brotscheiben streichen. Den zurückgelegten Apfel in Scheiben schneiden. Die Quarkschnitten mit den Apfel- und Radieschenscheiben garnieren. Dazu: Kaffee oder Tee, evtl. mit Kondensmilch (1 TL pro Person) oder Süßstoff. (Zubereitungszeit: 15 Min.)

Zwischenmahlzeit: Je ein Müsliriegel Sonnenblumenkerne (ca. 120 kcal/Portion)

Mittagessen: Hähnchenbruststücke in Senfsauce
(ca. 480 kcal/Portion)
4 Hähnchenbrustfilets
3 EL Butterschmalz
Jodsalz, weißer Pfeffer
2 kleine Zwiebeln
3 EL Weißwein
4 EL mittelscharfer Senf

200 ml H-Sahne
1 TL Zitronensaft
Petersilie
4 Baguettebrötchen

Die Hähnchenbrustfilets in einer breiten Pfanne in 2 EL heißem Butterschmalz rundum 5 Min. kräftig anbraten. Aus der Pfanne nehmen, salzen, pfeffern und in Folie gepackt beiseite legen. Die Zwiebeln fein hacken und im restlichen Fett weich dünsten. Mit dem Wein ablöschen, den Senf und die Sahne hinzufügen und alles mit einem kleinen Schneebesen durchrühren. 10 Min. köcheln, bis sich die Sauce gut verbunden hat. Mit Salz, Pfeffer, Zitronensaft abschmecken. Die Hähnchenbrustfilets mit Fleischsaft wieder in die Sauce geben und kurz erhitzen. Alles in eine Schale geben und mit Petersilie überstreuen. Mit Baguettebrötchen servieren.
(Zubereitungszeit: 25 Min.)

Zwischenmahlzeit: Marmeladenzwieback
(ca. 80 kcal/Portion)
4 Scheiben Zwieback
2 EL Diätkonfitüre

Zwieback mit Konfitüre bestreichen.
(Zubereitungszeit: 2 Min.)

Abendbrot: Hackbraten mit Orange
(ca. 460 kcal/Portion)
40 g Reis
Jodsalz
400 g Hackfleisch vom Schwein
weißer Pfeffer
1 Ei
2 Orangen
2 EL Sonnenblumenöl

Den Reis in Salzwasser körnig kochen. Das Hackfleisch mit Salz, Pfeffer, Ei, Reis und geriebener Orangenschale mischen und zu vier Frikadellen formen. Beidseitig in Öl braten. Die Orangen schälen, in dicke Scheiben schneiden und im Bratfett kurz erwärmen. Die Frikadellen damit garnieren. (Zubereitungszeit: 30 Min.)

25. TAG

Frühstück: Knäckebrot süß-salzig
(ca. 225 kcal/Portion)
8 Scheiben Knäckebrot
2 TL Bioreform Vitamin-Margarine
2 TL Diätkonfitüre
4 Scheiben Schmelzkäse
1 Becher fettarmer Joghurt

Alle Knäckebrote mit Margarine, dann vier davon mit Konfitüre bestreichen, die anderen mit Schmelzkäse belegen. Zu den Knäckebroten den Joghurt essen. Dazu: Kaffee oder Tee, evtl. mit Kondensmilch (1 TL pro Person) oder Süßstoff.
(Zubereitungszeit: 5 Min.)

Zwischenmahlzeit: Je ein probiotischer Joghurt
(ca. 125 kcal/Portion)

Mittagessen: Kartoffelsuppe mit Würstchen
(ca. 280 kcal/Portion)
500 g Kartoffeln
1 Sellerie
150 g Lauch
2 EL Sonnenblumenöl
750 ml Instantbrühe
1 EL Majoran
2 EL Petersilie
Jodsalz, weißer Pfeffer
geriebene Muskatnuss
2 TL H-Sahne
3 Paar Wiener Würstchen

Kartoffeln und Sellerie würfeln, Lauch in Ringe schneiden. Das Öl im Topf erhitzen, Gemüse darin andünsten. Brühe zugießen, Majoran hinzufügen. Alles bei mittlerer Hitze 20 Min. köcheln lassen. Das Gemüse pürieren, die Suppe mit den Gewürzen anreichern. Die Sahne und Würstchen zugeben und weitere 5 Min. köcheln lassen.
(Zubereitungszeit: 40 Min.)

Zwischenmahlzeit: Rohe Möhren (ca. 80 kcal/Portion)
8 Möhren à 150 g
Zitronensaft

Die Möhren raspeln und mit einigen Zitronenspritzern vermischen.
(Zubereitungszeit: etwa 3 Min.)

Abendbrot: Fischspieße (ca. 250 kcal/Portion)
600 g Alaska-Seelachs-Filets
2 EL Zitronensaft
5 Zwiebeln
8 frische Champignons
2 TL Paprika edelsüß
1 Prise 8-Kräuter-Mischung
4 EL Sonnenblumenöl

Die Fischfilets waschen, abtropfen lassen und mit 1 EL Zitronensaft beträufeln. 10 Min. stehen lassen. Die Zwiebeln schälen und vierteln. Die Champignons putzen und waschen. Anschließend das Fischfilet in gleichmäßig dicke Würfel schneiden. Diese mit den Zwiebeln und Champignons abwechselnd auf die Spieße stecken. Aus dem zweiten EL Zitronensaft, Paprika, 8-Kräuter-Mischung und 1 EL Öl eine Marinade rühren. Die Fischspieße darin 30 Min. lang ziehen lassen. Zwischendurch immer wieder mit etwas Marinade begießen und wenden. Anschließend eine Pfanne erhitzen, 3 EL Öl hineingeben und die Spieße unter einmaligem Wenden und öfterem Bepinseln mit Marinade braten.
(Zubereitungszeit: 1 Std.)

26. TAG

Frühstück: Spiegeleier mit Schinken
(ca. 330 kcal/Portion)
150 g Lachsschinken
8 Eier
2 TL Butter
4 Scheiben Vollkornbrot

Den Lachsschinken ohne Fettrand in Streifen schneiden. In einer beschichteten Pfanne leicht anrösten. Darauf die Eier zu Spiegeleiern braten. Auf die dünn mit Butter bestrichenen Brotscheiben legen. Dazu: Kaffee oder Tee, evtl. mit Kondensmilch (1 TL pro Person) oder Süßstoff.
(Zubereitungszeit: 10 Min.)

Zwischenmahlzeit: Kiwi mit Joghurt
(ca. 180 kcal/Portion)
2 TL Honig
1 Becher fettarmer Joghurt
4 Kiwis

Den Honig mit Joghurt verrühren und mit geschälten, in Scheibchen geschnittenen Kiwis vermischen.
(Zubereitungszeit: 5 Min.)

Mittagessen: Würziger Fischtopf (ca. 280 kcal/Portion)
800 g Alaska-Seelachs-Filets
1 Zitrone
Jodsalz
2 Zwiebeln
1 EL Butter
8 Tomaten
1 EL Petersilie
500 g Kartoffeln

Das Fischfilet mit dem Saft einer Zitrone beträufeln und eine halbe Stunde lang stehen lassen. Dann salzen und in eine feuerfeste Form legen. Die Zwiebeln in Streifen schneiden und in Butter – ohne sie bräunen zu lassen – weich schmoren und über den Fisch verteilen. Dann die Tomaten

überbrühen, häuten, in Scheiben schneiden. In die Form legen, salzen und mit Petersilie überstreuen. Im Backofen mit geschlossenem Deckel 20 Min. bei 200 °C dünsten. Mit Salzkartoffeln servieren.
(Zubereitungszeit: 1 Std.)

Zwischenmahlzeit: Je zwei Wiener Würstchen
(ca. 150 kcal/Portion)

Abendbrot: Gemüsecurry mit Bananen
(ca. 200 kcal/Portion)
1 kl. Blumenkohl
200 g Brokkoli
150 g Lauch
2 Möhren
2 EL Butterschmalz
1 Zwiebel
2 Bananen
2 Knoblauchzehen
1 EL Currypulver
2 Becher Sahnejoghurt

Das Gemüse säubern. Danach den Blumenkohl und Brokkoli in Röschen teilen, die Stiele fein schneiden. Den Lauch und die Möhren in Scheiben schneiden. Anschließend das Butterschmalz in einem Topf erhitzen, darin die fein gewürfelte Zwiebel mit den gewürfelten Bananen andünsten. Die Knoblauchzehen dazupressen und das Currypulver darüber stäuben. Nun das Gemüse nacheinander darin andünsten und mit dem verquirlten Joghurt übergießen. Alles ca. 30 Min. köcheln lassen, dann vorsichtig vermischen und abschmecken. (Zubereitungszeit: 30 Min.)

27. TAG

Frühstück: Brot mit Putenbrust (ca. 250 kcal/Portion)
2 Grapefruits
4 Scheiben Vollkornbrot
4 Scheiben Putenbrust
4 Tomaten
1 kleine Gurke
2 TL Butter

Die Grapefruits in zwei Hälften zerteilen und mit einem spitzen Messer die Schnitze lösen. Die Brotscheiben mit Butter bestreichen und die Putenbrust darauf legen. Die Tomaten in Scheiben schneiden (Stielansatz entfernen!) und auf die Putenbrust legen. Ebenso zwölf dünne Scheiben Gurke. Nach dem Verzehr des Brotes mit einem Teelöffel die Schnitze aus der Grapefruit essen. Dazu: Kaffee oder Tee, evtl. mit Kondensmilch (1 TL pro Person) oder Süßstoff. (Zubereitungszeit: 10 Min.)

Zwischenmahlzeit: Je eine mittelgroße Banane
(ca. 150 kcal/Portion)

Mittagessen: Altdeutsche Champignonsuppe
(ca. 310 kcal/Portion)
400 g frische Champignons
2 Scheiben Toastbrot
7 EL Butter
2 gestr. EL Mehl
1,5 l Instantbrühe
Saft einer halben Zitrone
Pfeffer, Jodsalz
4 Eigelb

Die Champignons säubern und in Scheiben schneiden. Toastbrot würfeln, in 1 EL Butter bräunen. 5 weitere EL Butter in einem Topf zerlassen, mit Mehl verrühren. Die Instantbrühe zugießen und köcheln lassen. In einer Pfanne den letzten EL Butter zerlassen, Champignons und Zitronensaft zugeben, ca. 5 Min. braten lassen. In die Brühe geben und mit Pfeffer und Salz abschmecken. Das Eigelb verquirlen und die Suppe damit binden. Zum Servieren die gerösteten Weißbrotwürfel auf vier Teller verteilen und mit der Champignonsuppe auffüllen.
(Zubereitungszeit: 30 Min.)

Zwischenmahlzeit: Je ein hart gekochtes Ei
(ca. 75 kcal/Portion)

Abendbrot: Kartoffelpfanne mit Roter Bete
(ca. 480 kcal/Portion)
800 g Kartoffeln
400 g Champignons
100 g Bauchspeck
6 Zwiebeln
2 Eier
250 ml H-Milch
1 EL Schnittlauch
1 TL Jodsalz
1 TL Butter
1 Glas Rote Bete

Die Kartoffeln schälen und ca. 15 Min. lang kochen. Pilze in Scheiben schneiden. Den Speck in einer Pfanne auslassen und Zwiebelwürfel darin glasig dünsten. Pilze und in Scheiben geschnittene Kartoffeln dazugeben und alles etwa

10 Minuten braun braten. Die Eier mit Milch verschlagen, salzen, den Schnittlauch und das Salz darunter rühren. Die Eiermilch über die Kartoffeln geben und etwas Butter obenauf legen. Alles bei niedriger Hitze mit Deckel stocken lassen und mit der roten Bete servieren.
(Zubereitungszeit: etwa 30 Min.)

28. TAG

Frühstück: Zwieback mit Himbeerquark
(ca. 320 kcal/Portion)
400 ml H-Milch
200 g Magerquark
20 g Zucker
600 g Beeren
12 Stück Zwieback

Milch, Quark, Zucker und die aufgetauten Beeren (mit Schneebesen oder im Mixer) pürieren und in vier Portionen aufteilen. Mit dem Zwieback servieren. Dazu: Kaffee oder Tee, evtl. mit Kondensmilch (1 TL pro Person) oder Süßstoff.
(Zubereitungszeit: 10 Min.)

Zwischenmahlzeit: Je ein kleiner Apfel
(ca. 50 kcal/Portion)

Mittagessen: Nudelsalat mit Bananen
(ca. 440 kcal/Portion)
150 g Bandnudeln
2 Bananen
1 EL Zitronensaft
½ TL Currypulver
80 g Gouda
100 g gekochter Hinterschinken
½ Dose gemischtes Gemüse
150 g fettarmer Joghurt
1 EL Mayonnaise
1 EL Petersilie
Jodsalz, weißer Pfeffer, Zucker

Die Nudeln in 2 l Salzwasser 15–20 Min. kochen lassen. Derweil die Bananen schälen, in feine Scheiben schneiden, mit Zitronensaft beträufeln und mit ½ TL Currypulver bestreuen. Gouda in kleine Würfel, gekochten Schinken in feine Streifen schneiden. Mischgemüse abtropfen lassen (Dosenflüssigkeit aufheben). Alle Zutaten vermischen. Für die Marinade Joghurt, Mayonnaise und Petersilie vermischen, etwas Dosenflüssigkeit dazugeben, mit Salz, Pfeffer und etwas Zucker abschmecken, unter den Bananen-Nudel-Salat heben.
(Zubereitungszeit: 45 Min.)

Zwischenmahlzeit: Je ein Müsliriegel Traube
(ca. 100 kcal/Portion)

Abendbrot: Hühnerbrust provenzalisch
(ca. 460 kcal/Portion)
4 Hähnchenbrustfilets
2 EL Sonnenblumenöl
Jodsalz, weißer Pfeffer
160 g Reis
4 Tomaten
1 kleine Zwiebel
1 Knoblauchzehe
150 g Champignons
1 TL Mehl
1/8 l Weißwein
1 Msp. Instantbrühe
1 TL Petersilie

Die Hähnchenfilets mit Öl in der Pfanne auf jeder Seite 1 Min. anbraten. In 15 Min. bei mäßiger Hitze goldbraun braten. Mit Salz und Pfeffer würzen, warm stellen. Den Reis in Salzwasser körnig kochen. Die Tomaten überbrühen, abziehen und würfeln (Stielansatz entfernen!). Im Bratfett die kleinstgehackte Zwiebel und den zerdrückten Knoblauch rösten. Blättrig geschnittene Champignons beigeben und weiterrösten. Mit Mehl bestäuben, Tomatenwürfel, Weißwein, Brühe und Salz beigeben und aufkochen. Die Sauce über die Hühnerfilets verteilen, Petersilie drüberstreuen und mit Reis servieren.
(Zubereitungszeit: 50 Min.)

Ein paar trockene Bemerkungen zur flüssigen Ernährung

»Damit der Durst nicht dick macht!« – so werben Getränkehersteller für ihre kalorienfrei gesüßte Limonade.
Tatsächlich sind viele Brause-, Cola- und Fruchtsaftgetränke schuld an überflüssigen Pfunden, weil sie mit Zucker versetzt sind.
Deshalb bieten viele Produzenten auch süßstoffhaltige Getränke an, die fast keine Kalorien enthalten. Aber gerade diese mit Süßmitteln versetzten Limonaden haben eine unangenehme Nebenwirkung: Wer sie trinkt, bekommt starken Hunger. Eine Erscheinung, die bei einer Diät nicht gerade erwünscht ist.
Doch wer abnehmen will, muss viel trinken, weil Flüssigkeit dem Körper hilft, die Schlacken abzutransportieren und auszuscheiden.
Das empfehlenswerteste Diätgetränk ist daher Wasser. Es ist preiswert, und Sie können davon so viel trinken, wie Sie mögen. Sie können es mit Zitronensaft würzen oder Tee damit aufbrühen, von dem Sie ebenfalls große Mengen trinken dürfen. Dasselbe gilt für Kaffee, es sei denn, Sie veredeln ihn mit Zucker oder Milch. Allerdings kann Kaffee den diätgeforderten Magen belasten.
Auch *naturreine Säfte* aus Obst und Gemüse sind gute Durstlöscher. Sie haben einen guten Sättigungseffekt, und ihr Kaloriengehalt ist meist niedrig. In großen Mengen genossen, können sie freilich die Schlankheitskur negativ beeinflussen.
Das gilt auch für *Mager- oder Buttermilch*.
Am gefährlichsten ist aber der *Alkohol*! Im Übermaß genossen, ist er nicht nur gesundheitsschädlich – alle alkoholi-

schen Getränke sind gewaltige Kalorienbomben! Und nicht nur das! Wer viel Wein, Bier und Schnaps trinkt, treibt seinen Organismus zu Höchstleistungen. Die Verarbeitung des Alkohols verbraucht neben Vitaminen und Mineralstoffen eine Menge Energie, der Magen verspürt keine Sättigung und meldet ein starkes Hungergefühl. Es entsteht ein extremer Appetit auf deftige, salzhaltige Speisen. Und wer die isst, bekommt bald mächtigen Durst auf Bier oder Wein – ein Teufelskreis!

Aber gegen die Gier nach Alkohol können Sie sich wehren: zum Beispiel mit Akupressur. Sie brauchen dazu nur etwas guten Willen und Ihre Finger: Wenn Sie wieder einmal das Verlangen überkommt, dann setzen Sie sich auf einen Stuhl und drücken mit den Mittelfingern gleichzeitig auf die Punkte genau in der Mitte unter Ihrer Kniescheibe, zehnmal hintereinander.

Weitere Punkte zur Alkoholentwöhnung finden Sie in der Ellenbogenfalte. Winkeln Sie zunächst Ihren linken Arm an, und umfassen Sie mit der rechten Hand Ihren linken Ellenbogen derart, dass der Daumen genau in der Falte liegt. Nun drücken Sie fest mit dem Daumen auf diese Stelle und bewegen den Finger dabei kreisförmig eine Minute lang. Danach machen Sie das Gleiche mit dem linken Daumen am rechten Ellenbogen. Diese Übung sollten Sie je nach Lust auf Alkohol bis zu dreimal am Tag versuchen. Sie werden bald feststellen, dass Ihr Verlangen schnell verschwindet.

Die ALDI-Brot-Blitzdiät

Wer kennt es nicht, das schnelle Sandwich in der halben Stunde Mittagspause, an irgendeinem Stand oder beim nächsten Bäcker gekauft, oft zu teuer und nicht mehr ganz frisch. Denn für ein richtiges Mittagessen in der Kantine ist keine Zeit, oder es gibt erst gar keine solche in Ihrer Arbeitsstelle. Und nach Hause fahren, um dort ein aufwendiges Mittagessen zuzubereiten, ist vollkommen unmöglich. Doch Sie möchten unbedingt Diät halten?

Dann probieren Sie doch die ALDI-Brot-Blitzdiät! Sie ist leicht durchzuführen, sie ist effizient und sehr kalorienarm. Sie können damit täglich bis zu einem Pfund abnehmen! Das ist doch ein Anreiz, mit der Diät auch am Wochenende weiterzumachen, meinen Sie nicht? Sie wissen genau, was Sie zu sich nehmen, alles ist frisch und ansprechend zubereitet, Sie sparen Geld und nehmen dazu noch ab. Was will man mehr?

Das Schönste dabei: Sie fühlen sich wohl und haben die ganze Zeit über gute Laune!

Die Diät ist über eine Woche angelegt. Alle Zutatenmengen sind hier für **eine** Person berechnet.

Das ist Ihre Einkaufsliste:

Brot und Mehlprodukte
2 Brötchen
2 Pck. Vollkornbrot (Vollka Unser Kerniges, 500 g)
1 Pck. Toastbrot (500 g)
1 Pck. Knäckebrot (250 g)

Milch, Milchprodukte, Eier
1 Becher Joghurt, vollfett (Milfina, 150 g)
1 Becher Joghurt, fettarm (Milfina, 500 g)
3 Becher körniger Frischkäse (Bayernland, 200 g)
1 Becher Diät-Genießer-Joghurt (Desira, 250 g)
1 Becher probiotischer Joghurt (BI'AC, 150 g)
2 Pck. Mozzarella (Cucina, 125 g)
1 Pck. Camembert (125 g)
1 Pck. Schmelzkäsescheiben (Alpenmark, 200 g)
1 Pck. Eier (Gewichtsklasse M)
1 Pck. Kondensmilch (Milfina) (zum Kaffee)

Fleisch, Wurst und Fisch
1 Pck. Putenbrust in Aspik (Schulte, 125 g)
1 Pck. Hackfleisch vom Schwein
(Tillman's, tiefgekühlt, 2 x 250 g)
1 Pck. Schwarzwälder Schinken (Adler, 200 g)
1 Pck. Lachsschinken (Schwarz Cranz, 150 g)
1 Pck. Hähnchenbrustfilets (Gut Weissenhaus,
tiefgekühlt, 500 g)
1 Pck. Geflügelwurst (400 g)
1 Pck. Putenbrust in Scheiben (Ponnart, 100 g)
1 Pck. Räucherlachs (200 g)
1 Pck. Krabben (100 g)

Öle und Fette
1 Pck. Bioreform Vitamin-Margarine (Bellasan, 500 g)

Gewürze
8-Kräuter-Mischung (Mamsell, gefriergetrocknet)
1 Pck. Basilikum (getrocknet)
1 Pck. Currypulver
1 Pck. Jodsalz
1 Pck. Kümmel
1 Pck. Knoblauch
1 Pck. Paprika edelsüß
1 Pck. Petersilie (Mamsell, gefriergetrocknet)
1 Pck. Pfeffer, weiß und schwarz
1 Pck. Schnittlauch (Mamsell, gefriergetrocknet)
1 Pck. Süßstoff (Süssli)
1 Pck. Zitronensaft (Citrovin, 200 ml)

Gemüse und Obst
3 Äpfel (je etwa 100 g)
1 Banane (ca. 150 g)
4 Kiwis
1 Beutel Mandarinen (oder eine Dose Mandarin-Orangen)
300 g Möhren
1 rote, 1 grüne Paprikaschote
2 Bund Radieschen
1 Eisbergsalat
1 Salatgurke (200 g)
1 Sellerie (50 g)
500 g Tomaten (6 Stück)
400 g Zwiebeln

Fertigprodukte
1 Glas flüssiger Honig (Goldland)
1 Pck. Müsliriegel Haselnuss (Knusperone, 8 Stück)
1 Glas Gewürzgurken (Gartenkrone)

Getränke
Kaffee (Amaroy)
Tee
Mineralwasser

Nun können Sie mit der ALDI-Brot-Blitzdiät starten.
Viel Erfolg!

1. TAG

Frühstück: Tomatenknäckebrot mit Käse (ca. 235 kcal)
2 Scheiben Knäckebrot
1 TL Bioreform Vitamin-Margarine
1 Tomate (ca. 80 g)
1 Scheibe Schmelzkäse
½ TL Schnittlauch
schwarzer Pfeffer

Die Knäckebrotscheiben mit der Margarine bestreichen. Tomate waschen, putzen und in Scheiben schneiden (Stielansatz entfernen!). Die Käsescheibe diagonal halbieren. Beides auf den Knäckebrotscheiben verteilen. Mit Schnittlauch und Pfeffer bestreuen. Dazu Kaffee oder Tee, evtl. mit 1 TL Kondensmilch oder Süßstoff.
(Zubereitungszeit: 15 Min.)

Zwischenmahlzeit: Gemüse (ca. 50 kcal)
1 Möhre (ca. 100 g)
2 Tomaten (je ca. 80 g)

Mittagessen: Knäckebrot mit Ei und Lachs
(ca. 250 kcal)
1 Ei
1 kleine Scheibe Räucherlachs (ca. 60 g)
2 Scheiben Knäckebrot
1 TL Bioreform Vitamin-Margarine
evtl. 2 Salatblätter
1 TL Schnittlauch

Das Ei hart kochen, mit kaltem Wasser abschrecken und etwas abkühlen lassen. Die Lachsscheibe halbieren, Knäckebrotscheiben mit Margarine bestreichen. Nach Wunsch mit etwas Salat belegen. Das Ei pellen, vierteln und mit dem Lachs auf den Knäckebrotscheiben verteilen. Mit Schnittlauch bestreuen.
(Zubereitungszeit: 15 Min.)

Zwischenmahlzeit: Müsliriegel Haselnuss
(ca. 100 kcal)

Abendessen: Schinkenbrot mit Gewürzgurken
(ca. 355 kcal)
1 Scheibe Vollkornbrot
1 TL Bioreform Vitamin-Margarine
2 kleine Gewürzgurken
1 EL Joghurt, vollfett
1 TL 8-Kräuter-Mischung
weißer Pfeffer
50 g Schwarzwälder Schinken

Das Brot mit Margarine bestreichen. Die Gewürzgurken in Scheiben schneiden. Joghurt, Kräuter und Pfeffer verrühren. Den Schinken, Kräuterjoghurt und die Gewürzgurken auf dem Brot verteilen.
(Zubereitungszeit: 8 Min.)

2. TAG

Frühstück: Schinken-Knäckebrot (ca. 235 kcal)
2 Scheiben Knäckebrot
1 TL Bioreform Vitamin-Margarine
50 g Schwarzwälder Schinken
1 TL Schnittlauch
schwarzer Pfeffer

Die Knäckebrote mit Margarine bestreichen. Den Schinken darauf verteilen. Mit Schnittlauch und Pfeffer bestreuen. Dazu Kaffee oder Tee, evtl. mit 1 TL Kondensmilch oder Süßstoff. (Zubereitungszeit: 3 Min.)

Zwischenmahlzeit: Diät-Genießer-Joghurt
(ca. 170 kcal)

Mittagessen: Brot mit Putenaspik und Möhren-Apfel-Rohkost (ca. 250 kcal)
1 Scheibe Vollkornbrot
1 TL Bioreform Vitamin-Margarine
1 kleine Möhre (ca. 75 g)
1 Apfel (ca. 100 g)
Zitronensaft
weißer Pfeffer
60 g Putenbrust in Aspik

Das Brot mit Margarine bestreichen. Möhre und Apfel schälen, vom Apfel das Kerngehäuse herausschneiden und beides grob raffeln. Mit Zitronensaft und Pfeffer abschmecken. Das Putenaspik und die Möhren-Apfel-Rohkost auf dem Brot verteilen. (Zubereitungszeit: 10 Min.)

Zwischenmahlzeit: Banane
(ca. 150 g) (ca. 120 kcal)

Abendessen: Brot mit Camembert und Kiwi
(ca. 325 kcal)
1 Scheibe Vollkornbrot
1 TL Bioreform Vitamin-Margarine
evtl. etwas Blattsalat
30 g Camembert
1 Kiwi

Das Brot mit Margarine bestreichen. Nach Wunsch etwas Blattsalat darauf legen. Den Camembert in Scheiben schneiden. Kiwi schälen, ebenfalls in Scheiben schneiden. Beides auf dem Brot verteilen.
(Zubereitungszeit: 5 Min.)

3. TAG

Frühstück: Vollkornbrot mit Putenaspik (ca. 235 kcal)
1 Scheibe Vollkornbrot
1 TL Bioreform Vitamin-Margarine
60 g Putenbrust in Aspik
1 TL Schnittlauch

Das Brot mit Margarine bestreichen. Putenaspik darauf legen. Mit Schnittlauch bestreuen. Dazu Kaffee oder Tee, evtl. mit 1 TL Kondensmilch oder Süßstoff.
(Zubereitungszeit: 5 Min.)

Zwischenmahlzeit: Kiwi (ca. 50 kcal)

Mittagessen: Brot mit Frikadellen und Tomate
(ca. 295 kcal)
1 Scheibe Vollkornbrot
1 TL Bioreform Vitamin-Margarine
100 g Hackfleisch vom Schwein
Salz, weißer Pfeffer
1 TL Senf
2 EL Mineralwasser
Paprikapulver, edelsüß
½ Knoblauchzehe
1 Zwiebel (ca. 50 g)
1 Tomate (ca. 80 g)

Das Brot mit Margarine bestreichen. Dann für die Frikadellen das aufgetaute Hackfleisch mit Salz, Pfeffer, Senf, Mineralwasser und Paprikapulver nach Geschmack vermischen. Die Knoblauchzehe durchpressen und zufügen. Drei flache Frikadellen formen und in einer beschichteten Pfanne von jeder Seite ca. 2 Min. braten. Etwas abkühlen lassen. Die Zwiebel waschen, häuten und in dünne Scheiben schneiden. Die Tomate waschen, in Scheiben schneiden (Stielansatz entfernen!). Danach die Tomatenscheiben, Frikadellen und Zwiebelscheiben auf dem Brot verteilen.
(Zubereitungszeit: 15 Min.)

Zwischenmahlzeit: Knäckebrot mit Gurke (ca. 50 kcal)
50 g Salatgurke
1 Scheibe Knäckebrot
1 TL 8-Kräuter-Mischung

Die Gurke waschen, trockenreiben und in Scheiben schneiden. Das Knäckebrot mit Gurkenscheiben belegen. Mit der Kräutermischung bestreuen.
(Zubereitungszeit: 3 Min.)

Abendessen: Brot mit Geflügelwurst (ca. 285 kcal)
1 Scheibe Vollkornbrot
1 TL Bioreform Vitamin-Margarine
50 g Salatgurke
5 Radieschen
50 g Geflügelwurst
1/2 TL Petersilie

Das Brot mit Margarine bestreuen. Die Gurke waschen, trockenreiben und in Scheiben schneiden. Radieschen waschen, putzen und in Spalten schneiden. Geflügelwurst, Gurke und Radieschen auf dem Brot verteilen. Petersilie darüber geben.
(Zubereitungszeit: 5 Min.)

4. TAG

Frühstück: Brötchen mit pikantem Frischkäse
(ca. 220 kcal)
1 Zwiebel (ca. 50 g)
3 Radieschen
75 g körniger Frischkäse
Salz, weißer Pfeffer
1 Brötchen

Die Zwiebel häuten, die Radieschen waschen. Beides fein würfeln. Frischkäse und je 1 Msp. Salz und Pfeffer zufügen. Das Brötchen halbieren und alles darauf verteilen. Dazu Kaffee oder Tee, evtl. mit 1 TL Kondensmilch oder Süßstofftabletten. (Zubereitungszeit: 5 Min.)

Zwischenmahlzeit: Honigbrot (ca. 185 kcal)
1 Scheibe Vollkornbrot
1 TL Bioreform Vitamin-Margarine
1 TL Honig

Das Brot mit Margarine und Honig bestreichen.
(Zubereitungszeit: 2 Min.)

Mittagessen: Toast mit Putenbrust, Käse und Tomate
(ca. 300 kcal)
1 Scheibe Toast
1 Tomate (ca. 80 g)
1 Zwiebel (ca. 50 g)
2 Scheiben Putenbrust (à 30 g)
1 Scheibe Schmelzkäse
1 TL Schnittlauch

Das Brot leicht toasten. Tomate und Zwiebel waschen, putzen und in Scheiben schneiden. Toast mit Putenbrust, Tomate, Zwiebel und Käse belegen. Nach Wunsch im vorgeheizten Backofen bei 200 °C etwa 10 Min. überbacken oder kurz übergrillen. Mit Schnittlauch bestreuen.
(Zubereitungszeit: 15 Min.)

Zwischenmahlzeit: Apfel
(etwa 100 g) (ca. 50 kcal)

Abendessen: Skandinavisches Lachssandwich
(ca. 330 kcal)
50 g Salatgurke
30 g körniger Frischkäse
$^1/_4$ TL Zitronensaft
$^1/_2$ TL Petersilie
1 Scheibe Toast
1 Scheibe Räucherlachs (ca. 50 g)

Von der Gurke zwei dünne Scheiben abschneiden, den Rest raspeln. Den Frischkäse mit der Salatgurke, Zitronensaft und $^1/_2$ TL Petersilie verrühren. Die Toastscheibe halbieren und mit $^2/_3$ des Frischkäses bestreichen. $^3/_4$ Lachsscheibe drauflegen, mit der restlichen Toasthälfte bedecken und in zwei Dreiecke schneiden. Die Oberflächen mit dem verbliebenen Frischkäse, den Gurkenscheiben und dem restlichen, in Streifen geschnittenen Lachs garnieren.
(Zubereitungszeit: 15 Min.)

5. TAG

Frühstück: Mozzarella-Knäcke mit Radieschen
(ca. 175 kcal)
50 g Mozzarella
5 Radieschen
1 Scheibe Knäckebrot
schwarzer Pfeffer

Mozzarella in Scheiben schneiden. Radieschen waschen, putzen und ebenfalls in Scheiben schneiden. Knäckebrot damit belegen. Je nach Geschmack mit Pfeffer bestreuen. Dazu Kaffee oder Tee, evtl. mit 1 TL Kondensmilch oder Süßstoff. (Zubereitungszeit: 5 Min.)

Zwischenmahlzeit: Probiotischer Joghurt (ca. 120 kcal)

Mittagessen: Brot mit Krabben, Zwiebel und Gurke
(ca. 315 kcal)
1 Scheibe Vollkornbrot
1 TL Bioreform Vitamin-Margarine
1 kleine Zwiebel (etwa 30 g)
50 g Salatgurke
100 g Krabbenfleisch
evtl. 1/2 TL Petersilie

Brot mit Margarine bestreichen. Die Zwiebel abziehen, in dünne Scheiben zerteilen. Gurke waschen, abtrocknen und in dünne Scheiben schneiden. Gurke, Krabbenfleisch, Zwiebel auf dem Brot verteilen. Je nach Geschmack mit Petersilie bestreuen.
(Zubereitungszeit: 10 Min.)

Zwischenmahlzeit: Kiwi-Joghurt (ca. 180 kcal)
1 TL Honig
125 g fettarmer Joghurt
1 Kiwi

Den Honig mit Joghurt gut verrühren und mit der geschälten, in feine Scheiben geschnittenen Kiwi vermischen.
(Zubereitungszeit: 5 Min.)

Abendessen: Knäckebrot mit Lachsscheiben und Mandarine (ca. 350 kcal)
2 Scheiben Knäckebrot
2 TL Bioreform Vitamin-Margarine
1 Mandarine oder Mandarin-Orangen (ca. 60 g)
6 Scheiben Lachsschinken
1 Zwiebel (ca. 50 g)

Die Knäckebrote mit Margarine bestreichen. Die frische Mandarine pellen, halbieren und in Segmente teilen (oder die Schnitze aus der Dose gut abtropfen). Mandarine und Lachsschinken auf dem Knäckebrot verteilen. Die Zwiebel waschen, abziehen und in Ringe schneiden. Auf die belegten Knäckebrotscheiben geben.
(Zubereitungszeit: 10 Min.)

6. TAG

Frühstück: Brötchen mit Kräuterfrischkäse
(ca. 200 kcal)
75 g körniger Frischkäse
1 EL 8-Kräuter-Mischung
Jodsalz, weißer Pfeffer
1 Brötchen

Zuerst für den Belag Frischkäse, Kräuter, Salz und Pfeffer verrühren. Das Brötchen halbieren und damit bestreichen. Dazu Kaffee oder Tee, evtl. mit 1 TL Kondensmilch oder Süßstoff. (Zubereitungszeit: 5 Min.)

Zwischenmahlzeit: Knäckebrot mit Kräutern
(ca. 67 kcal)
1 Scheibe Knäckebrot
½ TL Bioreform Vitamin-Margarine
1 TL 8-Kräuter-Mischung

Das Knäckebrot mit der Margarine bestreichen. Anschließend Kräutermischung darüber streichen.
(Zubereitungszeit: 3 Min.)

Mittagessen: Brot mit Rührei und Paprika
(ca. 285 kcal)
1 Scheibe Vollkornbrot
1 TL Bioreform Vitamin-Margarine
1 Paprikaschote (etwa 150 g)
1 Ei (Gewichtsklasse M)
Salz, weißer Pfeffer
evtl. etwas Blattsalat
1 TL Basilikum

Die Brotscheibe mit Margarine bestreichen, Paprikaschote waschen, halbieren, Trennwände herausschneiden, danach würfeln. In einer beschichteten Pfanne kurz anbraten. 2 EL Wasser dazugeben. Paprika ca. 5 Min. darin dünsten. 1 EL Wasser, ein Ei, Salz und Pfeffer verschlagen. Zur Paprika geben und ein Rührei braten. Bestrichenes Brot evtl. mit Salat belegen und das Rührei darauf geben. Mit Basilikum bestreuen. Das Rührei schmeckt warm und kalt.
(Zubereitungszeit: 15 Min.)

Zwischenmahlzeit: Gemüse (ca. 50 kcal)
½ Bund Radieschen
1 Möhre (etwa 100 g)

Abendessen: Knäckebrot mit Mozzarella und Tomate
(ca. 285 kcal)
1 Scheibe Knäckebrot
1 TL Bioreform Vitamin-Margarine
50 g Mozzarella
1 Tomate (etwa 80 g)
1 TL Basilikum
schwarzer Pfeffer

Das Knäckebrot mit Margarine bestreichen. Den Mozzarella in Scheiben schneiden. Die Tomate waschen und ebenfalls in Scheiben schneiden (Stielansatz entfernen!). Mozzarella und Tomatenscheiben auf dem Knäckebrot verteilen, mit Basilikum und Pfeffer (je nach Geschmack) bestreuen.
(Zubereitungszeit: 10 Min.)

7. TAG

Frühstück: Toast mit Mozzarella (ca. 200 kcal)
50 g Mozzarella
1 Scheibe Toast
1 TL 8-Kräuter-Mischung
schwarzer Pfeffer

Den Mozzarella in Scheiben schneiden. Das Brot toasten und mit dem Käse belegen. Kräuter und nach Geschmack Pfeffer darüber streuen. Dazu Kaffee oder Tee, evtl. mit 1 TL Kondensmilch oder Süßstoff.
(Zubereitungszeit: 8 Min.)

Zwischenmahlzeit: Apfel (etwa 100 g) (ca. 50 kcal)

Mittagessen: Knäckebrot mit Geflügelsalat
(ca. 250 kcal)
150 g Hähnchenbrustfilet
Jodsalz
1 Mandarine oder Mandarin-Orangen (ca. 60 g)
50 g Sellerie
1 EL Joghurt, vollfett
weißer Pfeffer
Currypulver
1 Scheibe Knäckebrot

Zuerst das aufgetaute Hähnchenbrustfilet in leicht gesalzenem Wasser ca. 10 Min. lang kochen. Herausnehmen, abkühlen lassen. Die frische Mandarine pellen, in Segmente teilen (Dosenware gut abtropfen lassen). Sellerie waschen, putzen und in kleine Scheiben schneiden. Das Hähnchen-

brustfilet in mundgerechte Stücke schneiden. Joghurt, etwas Salz, Pfeffer und Curry nach Geschmack verrühren. Sellerie und Hähnchenbrustfilet hinzufügen. Mit den Mandarinenschnitzen auf dem Knäckebrot anrichten.
(Zubereitungszeit: 20 Min.)

Zwischenmahlzeit: Kiwi mit Joghurt (ca. 180 kcal)
1 TL Honig
125 g fettarmer Joghurt
1 Kiwi

Den Honig mit Joghurt gut verrühren und mit der geschälten, in feine Scheiben geschnittenen Kiwi vermischen.
(Zubereitungszeit: 5 Min.)

Abendbrot: Frischkäse ungarisch (ca. 100 kcal)
1 rote Paprikaschote
1 Zwiebel (ca. 50 g)
300 g körniger Frischkäse
Jodsalz, weißer Pfeffer
Paprika edelsüß
Kümmel
1 Salatblatt
4 Scheiben Vollkornbrot

Die Paprikaschote vierteln, entkernen, waschen. Zwiebel schälen, fein hacken, unter den Frischkäse heben und mit Salz, Pfeffer, Paprika, Kümmel würzen. Auf einem Salatblatt anrichten, mit Paprikapulver bestäuben und mit Vollkornbrot servieren.
(Zubereitungszeit: 15 Min.)

Die ALDI-Wochenenddiät

Sie haben sich schon oft gefragt, wie eine normale Diät, bei der mittags gekocht werden muss, mit dem Büroalltag zu vereinbaren ist? Normalerweise nicht gut, daher ist diese Diät das Richtige für Sie! Die ALDI-Wochenend-Diät ist – wie der Name schon sagt – für das Wochenende konzipiert, sodass Sie sich bei der Arbeit nicht noch zusätzlich durch die Organisation einer Diät belasten. Außerdem werden so die Wochenendtage nicht schon von vornherein zu »Erholungs- und Futtertagen«. Doch das heißt natürlich nicht, dass Sie unter der Woche nach Herzenslust schlemmen dürfen. Sie sollten versuchen, vernünftig zu essen und das erreichte Gewicht zu halten. Auf diese Art und Weise ist es realistisch, dass Sie in einem Monat bis zu zwei Kilo verlieren.
Die Diät ist für **eine** Person konzipiert und für eine Dauer von vier Wochenenden.

Das erste Wochenende

Das ist Ihre Einkaufsliste für das erste Wochenende:

Brot und Mehlprodukte
1 Pck. Vollkornbrot (Vollka Unser Kerniges, 500 g)
1 Pck. Knäckebrot (250 g)
1 Pck. Zwieback (Brandt)
1 Pck. Mehl (Sonnenstrahl, 1000 g)
1 Pck. Reis (parboiled, 500 g)

Milch, Milchprodukte, Eier
1 Becher Joghurt, fettarm (Milfina, 500 g)
1 Becher probiotischer Joghurt (BI'AC, 150 g)
1 Pck. Schmelzkäsescheiben (Alpenmark, 200 g)
1 Pck. Eier (Gewichtsklasse M)
1 Pck. Kondensmilch (Milfina) (zum Kaffee)

Fleisch, Wurst und Fisch
1 Pck. Hähnchenbrustfilet (Gut Weissenhaus, tiefgekühlt, 500 g)
1 Pck. Räucherlachs (200 g)
1 Pck. Alaska-Seelachs-Filets (M & M, TK-Ware, 1000 g)

Öle und Fette
1 Pck. Butter (Milfina, 250 g)
1 Pck. Bioreform Vitamin-Margarine (Bellasan, 500 g)
1 Fl. Sonnenblumenöl (Bellasan, 1000 ml)
1 Fl. Olivenöl (750 ml)

Gewürze
1 Pck. Basilikum (getrocknet)
Currypulver
1 Pck. Jodsalz
1 Pck. Petersilie (Mamsell, gefriergetrocknet)
1 Pck. Pfeffer, weiß
1 Pck. Schnittlauch (Mamsell, gefriergetrocknet)
1 Pck. Zitronensaft (Citrovin, 200 ml)

Gemüse und Obst
6 Äpfel
5 Bananen
1 Pck. Champignons (500 g)
1 Eisbergsalat
250 g Kartoffeln
500 g Tomaten
200 g Zwiebeln

Fertigprodukte
1 Glas flüssiger Honig (Goldland)
1 Glas Diätkonfitüre (Grandessa)
1 Dose Mandarin-Orangen (Sweet Valley, 314 ml)
1 Dose Ananas (Sweet Valley, 580 ml)
1 Pck. Süßstoff (Süssli)

Getränke
Kaffee (Amaroy)
Tee
Mineralwasser
1 Pck. Karottensaft mit Honig (500 ml)

Die Rezepte

SAMSTAG

Frühstück: Marmeladenbrot mit Apfeljoghurt
(ca. 305 kcal)
125 g fettarmer Joghurt
Zitronensaft
1 Apfel (ca. 150 g)
1 TL Honig
1 Scheibe Vollkornbrot
1 TL Bioreform Vitamin-Margarine
1 TL Diätkonfitüre
1/8 l Karottensaft

Den fettarmen Jogurt mit einigen Tropfen Zitrone verrühren, Apfel reiben, darunter mischen und mit Honig süßen. Das Vollkornbrot mit Margarine und Konfitüre verzehren. Dazu den Karottensaft trinken. Dazu: Kaffee oder Tee, evtl. mit Kondensmilch (1 TL pro Person) oder Süßstoff. (Zubereitungszeit: 10 Min.)

1. Zwischenmahlzeit: Banane (ca. 125 g) (ca. 120 kcal)

Mittagessen: Kräuterfisch mit Kartoffelsalat
(ca. 420 kcal)
150 g Alaska-Seelachs-Filet
Zitronensaft
Jodsalz
2 TL Butter
1 Tomate (ca. 80 g)

je 1 EL Petersilie und Schnittlauch
weißer Pfeffer
1 große Pellkartoffel
40 g fettarmer Joghurt
½ Zwiebel
Salatherzblätter

Das aufgetaute Fischfilet mit etwas Zitronensaft säuern und salzen, in 1 TL Butter von beiden Seiten ca. 7 Min. braten und warm stellen. Noch 1 TL Butter in der Pfanne schmelzen lassen, die gehäutete, gewürfelte Tomate und die Kräuter zugeben und gut durchdünsten. Mit etwas Zitronensaft ablöschen, mit Pfeffer und Salz würzen. Die Kräuter über den Fisch geben. Die Pellkartoffel in Scheiben schneiden, mit einer Marinade aus 40 g Joghurt, gehackter Zwiebel, Salz und Pfeffer übergießen und anschließend mit Salatherzblättern anrichten. (Zubereitungszeit: 25 Min.)

2. Zwischenmahlzeit: Marmeladenzwieback
(ca. 80 kcal)
1 Scheibe Zwieback
1 TL Diätkonfitüre

Zwieback mit Konfitüre bestreichen.
(Zubereitungszeit: 2 Min.)

Abendessen: Käseomelett mit Kräutern und Tomaten
(ca. 450 kcal)
2 Eier
1 EL Mehl
Mineralwasser
Jodsalz

2 TL Butter
2 Scheiben Schmelzkäse
Petersilie
Schnittlauch
weißer Pfeffer
2 Tomaten (je 80 g)

Aus Eiern, Mehl, Mineralwasser und Salz einen glatten Teig bereiten und einige Zeit ruhen lassen. In einer beschichteten Pfanne daraus zwei Omeletts backen. Nach dem Wenden die gebackene Seite mit einer Scheibe Schmelzkäse belegen. Die Pfanne zudecken, damit der Käse schmilzt. Die Kräuter mit Salz und Pfeffer vermengen und auf den Käse streuen. Die fertigen Omeletts sofort mit Tomatenvierteln anrichten. (Zubereitungszeit: 30 Min.)
Wenn Sie mögen, dürfen Sie dazu ein Glas Bier oder trockenen Weißwein trinken (plus 150 kcal).

SONNTAG

Frühstück: Brot, Joghurt und Ei (ca. 395 kcal)
1 Ei
100 g abgetropfte Mandarin-Orangen
1 Becher probiotischer Joghurt
1 Scheibe Vollkornbrot
1 TL Bioreform Vitamin-Margarine
1 TL Diätkonfitüre

Das Ei weich kochen. Die Mandarin-Orangen mit dem Joghurt vermischen. Die Brotscheibe mit Margarine und Konfitüre bestreichen. Dazu: Kaffee oder Tee, evtl. mit Kondensmilch (1 TL pro Person) oder Süßstoff.
(Zubereitungszeit: 10 Min.)

1. Zwischenmahlzeit: Honigbrot (ca. 167 kcal)
1 Scheibe Vollkornbrot
½ TL Bioreform Vitamin-Margarine
1 TL Honig

Die Brotscheibe mit Margarine und Honig bestreichen.
(Zubereitungszeit: 2 Min.)

Mittagessen: Geflügelsalat mit Ananas (ca. 450 kcal)
200 g Hähnchenbrustfilets
100 g Champignons
1 EL Ananas
Jodsalz
2 EL Reis
1 EL Olivenöl
Zitronensaft
weißer Pfeffer, Currypulver, Basilikum, Süßstoff

Die Hähnchenbrustfilets in einer beschichteten Pfanne ohne Fett braten und anschließend in Würfel schneiden. Champignons blättrig schneiden. Die Ananaswürfel zu dem in Salzwasser körnig gekochten Reis geben. Aus Öl, Zitronensaft, Pfeffer, Currypulver, Basilikum und Süßstoff eine Marinade bereiten und das Ganze darin ziehen lassen.
(Zubereitungszeit: 20 Min.)

2. Zwischenmahlzeit: Tomatenknäcke (ca. 155 kcal)
2 Scheiben Knäckebrot
1 TL Bioreform Vitamin-Margarine
1 Tomate (etwa 80 g)
Jodsalz, weißer Pfeffer

Die beiden Knäckebrote mit Margarine bestreichen. Danach die Tomate in dünne Scheiben schneiden, die Stielansätze herausschneiden und das Ganze mit Pfeffer und Salz bestreuen.
(Zubereitungszeit: 5 Min.)

Abendessen: Seemannsschnitte (ca. 450 kcal)
1 Scheibe Vollkornbrot
1 TL Butter
1 Eisbergsalat
50 g Räucherlachs
1 mittelgroße Tomate (ca. 80 g)
1 Ei
Basilikum
Zitronensaft
1 TL Sonnenblumenöl
weißer Pfeffer
Petersilie
Schnittlauch
1 Zwiebel

Das Brot mit Butter bestreichen und mit etwas Salat garnieren. Die Lachsscheiben auf das Brot legen. Die Tomate in Scheiben schneiden (Stielabschnitt entfernen!) und auf dem Lachs ausbreiten. Danach ein Rührei in der beschichteten Pfanne bereiten und auf die Tomaten häufen. Mit Basilikum bestreuen. Den Rest des Eisbergsalats mit einer Marinade aus Zitronensaft, Öl, Pfeffer, getrockneter Petersilie, Schnittlauch und der klein gehackten Zwiebel anrichten.
(Zubereitungszeit: 20 Min.)

Das zweite Wochenende

Das ist Ihre Einkaufsliste für das zweite Wochenende:

(Sie geht davon aus, dass Sie – abgesehen von Mehl, Öl und den Gewürzen – in der Zwischenzeit alle Lebensmittel des ersten Wochenendes verbraucht haben.)

Brot und Mehlprodukte
1 Pck. Vollkornbrot (Vollka Unser Kerniges, 500 g)
1 Pck. Knäckebrot (250 g)
1 Pck. Zwieback (Brandt)

Milch, Milchprodukte, Eier
1 l fettarme H-Milch (Milfina, 1,5 %)
1 Pck. H-Sahne (Milfina, 200 g)
1 Pck. Magerquark (Milfina, 500 g)
1 Pck. Quark (Milfina, 40 %, 250 g)
1 Becher probiotischer Joghurt (BI'AC, 150 g)
1 Pck. Camembert (45 % F. i. Tr.)
1 Pck. Goudascheiben (Sonnenhof, 250 g)
1 Beutel geriebener Emmentaler (Oberalp, 200 g)
2 Becher körniger Frischkäse (Bayernland, 200 g)
1 Pck. Eier (Gewichtsklasse M)
1 Pck. Kondensmilch (Milfina) (zum Kaffee)

Fleisch, Wurst und Fisch
1 Pck. Hackfleisch vom Schwein
(Tillman's, tiefgekühlt, 2 x 250 g)
1 Dose Thunfisch in Öl

Öle und Fette
1 Pck. Butter (Milfina, 250 g)
1 Pck. Bioreform Vitamin-Margarine (Bellasan, 500 g)

Gewürze
1 Pck. Knoblauch
1 Pck. Oregano (getrocknet)
1 Pck. Thymian (getrocknet)
1 Fl. Essig

Gemüse und Obst
1 Grapefruit
1 Apfel
1 kleiner Blumenkohl (150 g)
1 Eisbergsalat
1 Pck. Feldsalat (200 g)
1 kleine Salatgurke
500 g Kartoffeln
400 g Tomaten
1 Beutel Zitronen
200 g Zwiebeln

Fertigprodukte
1 Glas flüssiger Honig (Goldland)
1 Glas Diätkonfitüre (Grandessa)
1 Dose Mandarin-Orangen (Sweet Valley, 314 ml)
1 Pck. Instantbrühe (Lachende Köchin, Pulver oder Würfel)
1 Dose Maiskörner (Gartenkrone, 425 ml)
1 Pck. Müsliriegel Haselnuss (Knusperone, 8 Stück)
1 Glas Delikatess-Senf, mittelscharf (Kim, 250 ml)
1 Tube Tomatenmark (Cuccina, 200 g)

Getränke
Kaffee (Amaroy)
Tee
1 Pck. Orangensaft (Premium Direktsaft, 750 ml)
1 Pck. Karottensaft mit Honig (500 ml)
1 Fl. Rotwein (zum Kochen)
Mineralwasser

Die Rezepte

SAMSTAG

Frühstück: Grapefruit und Gouda-Knäcke
(ca. 365 kcal)
1 Grapefruit (ca. 150 g)
2 Scheiben Knäckebrot
1 TL Bioreform Vitamin-Margarine
2 Scheiben Goudakäse
2 mittelgroße Tomaten (je 80 g)
1/2 Tasse Milch

Grapefruit halbieren, Schnitze mit einem Löffel herauslösen und essen. Die Knäckebrote mit Margarine bestreichen und Goudascheiben drauflegen. Die Tomaten in Scheiben schneiden (Stielansatz entfernen!). Dazu erst die Milch, dann Kaffee oder Tee, evtl. mit 1 TL Kondensmilch oder Süßstoff, trinken.
(Zubereitungszeit: 5 Min.)

1. Zwischenmahlzeit: Ein Müsliriegel Haselnuss
(ca. 100 kcal)

Mittagessen: Blumenkohl à la Bolognese (ca. 430 kcal)
2 Pellkartoffeln
150 g Blumenkohl
Jodsalz
1 Zwiebel
1 TL Sonnenblumenöl
150 g Hackfleisch

3 EL Tomatenmark
60 ml Instantbrühe
3 EL Rotwein
weißer Pfeffer
Oregano
Thymian
1 EL geriebener Emmentaler Käse

Die Pellkartoffeln aufsetzen und den gewaschenen Blumenkohl in leicht gesalzenem Wasser garen. In der Zwischenzeit die Zwiebel schälen, würfeln und in Öl andünsten. Das aufgetaute Hackfleisch zugeben, anbräunen, mit Salz und Pfeffer würzen. Tomatenmark anrühren, mit Brühe und Rotwein ablöschen. Je eine gute Prise Oregano und Thymian unterrühren und die Sauce 10 Min. köcheln lassen. Abschmecken und über den abgetropften Blumenkohl gießen. Zuletzt den geriebenen Emmentaler überstreuen.
(Zubereitungszeit: 35 Min.)

2. Zwischenmahlzeit: Knäckebrot mit Frischkäse
(ca. 180 kcal)
70 g körniger Frischkäse
1 Scheibe Knäckebrot
½ Zwiebel (ca. 30 g)
1 TL Essig
1 TL Sonnenblumenöl

Den Frischkäse auf eine Scheibe Knäckebrot legen. Die Zwiebelhälfte fein würfeln, darüber streuen. Essig und Sonnenblumenöl darauf träufeln.
(Zubereitungszeit: 10 Min.)

Abendbrot: Apfelpfannkuchen (ca. 420 kcal)
3 EL Mehl
1 Ei
5 EL Milch
2 EL Quark (40 %)
Jodsalz
Süßstoff
abgeriebene Zitronenschale
1 Apfel
1 TL Sonnenblumenöl

Mehl, Ei, Milch, Quark, Salz, Süßstoff und die Zitronenschale in einer Schüssel verrühren. Den Apfel schälen, vierteln und das Kerngehäuse entfernen. Apfelviertel in Scheiben schneiden. Das Öl in einer beschichteten Pfanne erhitzen und die Apfelscheiben darin andünsten. Dann die Teigmasse zugeben und von beiden Seiten braun braten.
(Zubereitungszeit: 20 Min.)

SONNTAG

Frühstück: Camembert-Knäcke (ca. 405 kcal)
2 Scheiben Knäckebrot
1 TL Bioreform Vitamin-Margarine
30 g Camembert
1 Becher probiotischer Joghurt
1/8 l Orangensaft

Die Knäckebrotscheiben mit Margarine und Camembert bestreichen. Joghurt essen. Dazu: Orangensaft und Kaffee oder Tee, evtl. mit Kondensmilch (1 TL pro Person) oder Süßstoff.
(Zubereitungszeit: 3 Min.)

1. Zwischenmahlzeit: Senfeier-Salat (ca. 120 kcal)
2 Eier
1½ EL Magerquark
Senf
Jodsalz
Zitronensaft
Schnittlauch
Eisbergsalat-Blätter
1 Scheibe Vollkornbrot

Die Eier hart kochen und hacken. Magerquark mit Wasser verrühren, mit Senf, Salz und etwas Zitronensaft abschmecken und unter die Eier geben. Mit Schnittlauch bestreuen und auf Salatblättern anrichten. Dazu eine Scheibe Vollkornbrot essen.
(Zubereitungszeit: 15 Min.)

Mittagessen: Kartoffelgratin mit Salatteller
(ca. 340 kcal)
125 g Kartoffeln
Jodsalz, weißer Pfeffer
Petersilie
½ TL Butter
Knoblauch
25 g geriebener Emmentaler
3 EL H-Sahne
50 g Eisbergsalat
50 g Feldsalat
1 TL Olivenöl
1 TL Zitronensaft
½ Zwiebel (ca. 30 g)

Die Kartoffeln schälen und möglichst auf einem Gurkenhobel in dünne Scheiben schneiden. Mit Pfeffer, Petersilie und Jodsalz bestreuen. In eine kleine, mit der Butter ausgefettete Form (zusätzlich mit Knoblauch eingerieben) abwechselnd die Kartoffelscheiben und den geriebenen Emmentaler schichten. Obenauf sollten Käseraspel liegen. Mit Sahne auffüllen und das Gratin bei 225 °C im Backofen 30 Min. lang garen. Derweil die Eisbergsalatblätter in mundgerechte Stücke zerpflücken und mit Feldsalat auf einem Teller anrichten. Olivenöl mit Zitronensaft, einer Prise Salz, Pfeffer und gehackter Zwiebel verrühren und über den Salat geben. (Zubereitungszeit: 45 Min.)

2. Zwischenmahlzeit: Honigzwieback (ca. 110 kcal)
2 Scheiben Zwieback
1 TL Honig

Den Zwieback mit Honig bestreichen.
(Zubereitungszeit: 2 Min.)

Abendessen: Frischer Thunfischsalat (ca. 350 kcal)
1 Dose Thunfisch in Wasser
2 Tomaten (je ca. 80 g)
½ Salatgurke
2 EL Maiskörner
½ TL Zitronensaft
Jodsalz, weißer Pfeffer
8-Kräuter-Mischung

Den Thunfischsaft aus der Dose in ein Schälchen abtropfen lassen. Danach die Fleischstücke mit zwei Gabeln mundgerecht zupfen und sie mit Tomatenscheiben und Gurkenwür-

feln sowie den Maiskörnern mischen. Anschließend den Thunfischsaft mit Zitronensaft, Gewürzen und Kräutern verrühren und abschmecken, über den Salat geben und gut ziehen lassen. (Zubereitungszeit: 15 Min.)
Wenn Sie wollen, können Sie dazu ein kleines Glas Bier trinken (plus 150 Kalorien).

Das dritte Wochenende

Das ist Ihre Einkaufsliste für das dritte Wochenende:

(Sie geht davon aus, dass Sie – abgesehen von Mehl, Öl, Essig und Gewürzen – in der Zwischenzeit alle Lebensmittel des zweiten Wochenendes verbraucht haben.)

Brot und Mehlprodukte
1 Pck. Vollkornbrot (Vollka Unser Kerniges, 500 g)
1 Pck. Knäckebrot (250 g)
1 Pck. Zwieback (Brandt)
1 Pck. Reis (parboiled, 500 g)

Milch, Milchprodukte, Eier
1 l fettarme H-Milch (Milfina, 1,5 %)
1 Pck. Butter (Milfina, 250 g)
1 Pck. Magerquark (Milfina, 500 g)
1 Becher probiotischer Joghurt (BI'AC, 150 g)
1 Becher Diät-Genießer-Joghurt (Desira, 250 g)
1 Pck. Schmand (Milfina, 24 %, 200 g)
1 Pck. Schmelzkäsescheiben (Alpenmark, 200 g)
1 Pck. Maasdamer in Scheiben (Sonnenhof, 200 g)
1 Pck. Eier (Gewichtsklasse M)
1 Pck. Kondensmilch (Milfina) (zum Kaffee)

Fleisch, Wurst und Fisch
2 Pck. Putenbrust in Scheiben (Ponnart, 100 g)
1 Pck. Hähnchenbrustfilets (Gut Weissenhaus, tiefgekühlt, 500 g)
1 Pck. Krabbenfleisch (100 g)

Öle und Fette
1 Pck. Bioreform Vitamin-Margarine (Bellasan, 500 g)

Gewürze
1 Fl. Essig
1 Pck. Kümmel

Gemüse und Obst
1 Apfel
1 Pck. Champignons (500 g)
100 g Kartoffeln
1 Bund Radieschen
100 g Tomaten
100 g Zwiebeln

Fertigprodukte
1 Glas flüssiger Honig (Goldland)
1 Glas Diätkonfitüre (Grandessa)
1 Pck. Beerenmischung (Gartenkrone, tiefgekühlt, 750 g)
1 Dose Mandarin-Orangen (Sweet Valley, 314 ml)
1 Dose Weinsauerkraut (Gartenkrone, 500 g)
1 Glas Stangenspargel (Happy Harvest, 370 ml)
1 Pck. Zucker (Südzucker, 1000 g)

Getränke
Kaffee (Amaroy)
Tee
1 Fl. Weißwein (zum Kochen)

Die Rezepte

SAMSTAG

Frühstück: Edamerschnitte mit Mandarinenjoghurt
(ca. 365 kcal)
1 Becher probiotischer Joghurt
100 g Mandarin-Orangen
1 Scheibe Vollkornbrot
1 TL Bioreform Vitamin-Margarine
20 g Maasdamer Käse
1 TL Diätkonfitüre

Den Joghurt mit den Mandarin-Orangen vermischen. Die Brotscheibe mit Margarine bestreichen. Maasdamer drauflegen, danach mit Konfitüre bestreichen. Dazu: Kaffee oder Tee, evtl. mit Kondensmilch (1 TL pro Person) oder Süßstoff.
(Zubereitungszeit: 5 Min.)

1. Zwischenmahlzeit: Sauerkrautsalat (ca. 120 kcal)
150 g Sauerkraut (Dose)
1 TL Olivenöl
½ Apfel (ca. 50 g)
½ Zwiebel
Jodsalz, weißer Pfeffer

Das Sauerkraut mit einer Gabel etwas zerpflücken. Olivenöl darüber träufeln, ziehen lassen. Einen halben Apfel und eine halbe Zwiebel schälen und unter das Sauerkraut mischen. Mit Salz und Pfeffer abschmecken.
(Zubereitungszeit: 10 Min.)

Mittagessen: Putenbrust mit Radieschen (ca. 450 kcal)
10 Radieschen
1 TL Essig
2 EL Schmand
Jodsalz, weißer Pfeffer
200 g Putenbrust
Senf
1 Scheibe Vollkornbrot

Die Radieschen in dünne Scheiben schneiden. Essig mit Schmand verrühren, mit Pfeffer und Salz abschmecken, über die Radieschenscheiben geben. Die Putenbrustscheiben mit etwas Senf bestreichen und auf das Vollkornbrot legen. (Zubereitungszeit: 10 Min.)

2. Zwischenmahlzeit: Diät-Genießer-Joghurt (ca. 170 kcal)

Abendessen: Backkartoffeln mit Kräuterquark
(ca. 320 kcal)
100 g Kartoffeln
Kümmel
150 g Magerquark
1 TL Sonnenblumenöl
50 ml H-Milch
1 TL Schnittlauch

Die Kartoffeln mit der Bürste unter fließendem Wasser reinigen. In der Länge halbieren. Die Schnittflächen in Kümmel tauchen, auf ein Backblech setzen und im Ofen so lange backen, bis die Kartoffeln weich sind. In der Zwischenzeit den Quark mit Öl und Milch verrühren und Schnittlauch darüber streuen. (Zubereitungszeit: 30 Min.)

SONNTAG

Frühstück: Himbeer-Zwieback (ca. 320 kcal)
100 ml H-Milch
50 g Magerquark
1 TL Zucker
150 g Beeren
3 Stücke Zwieback

Milch, Quark, Zucker und die aufgetauten Beeren mit dem Schneebesen oder im Mixer pürieren und mit dem Zwieback essen. Dazu: Kaffee oder Tee, evtl. mit Kondensmilch (1 TL pro Person) oder Süßstoff.
(Zubereitungszeit: 7 Min.)

1. Zwischenmahlzeit: Honigbrot (ca. 185 kcal)
1 Scheibe Vollkornbrot
1 TL Bioreform Vitamin-Margarine
1 TL Honig

Das Vollkornbrot mit Margarine und Honig bestreichen.
(Zubereitungszeit: 2 Min.)

Mittagessen: Hähnchenbrust provenzalisch
(ca. 430 kcal)
1 TL Sonnenblumenöl
150 g Hähnchenbrustfilets
Jodsalz, weißer Pfeffer
1 Tomate
1 Zwiebel
1 Knoblauchzehe
100 g Champignons

1 TL Mehl
1/8 l Weißwein
1/2 TL Instantbrühe
1 TL Petersilie
2 EL Reis

Das Öl in Pfanne oder Topf erhitzen und die aufgetauten Hähnchenbrustfilets darin auf jeder Seite 1 Min. anbraten. In 15 Min. bei nicht zu starker Hitze goldbraun braten. Mit Salz und Pfeffer würzen. Während des Bratens die Tomate überbrühen, abziehen und würfeln. Im Bratfett die klein gehackte Zwiebel und den zerdrückten Knoblauch rösten. Die blättrig geschnittenen Champignons beigeben und weiterrösten. Mit Mehl bestäuben. Tomatenwürfel, Weißwein, Instantbrühe, Salz beigeben und aufkochen. Die Sauce über die Hähnchenfilets verteilen. Mit Petersilie garnieren und dazu den körnig gekochten Reis reichen.
(Zubereitungszeit: 30 Min.)

2. Zwischenmahlzeit: Käseknäcke (ca. 155 kcal)
1 Scheibe Knäckebrot
1 TL Bioreform Vitamin-Margarine
1 Scheibe Schmelzkäse

Das Knäckebrot mit der Margarine bestreichen. Die Schmelzkäsescheibe drauflegen.
(Zubereitungszeit: 2 Min.)

Abendessen: Spargelomelett mit Krabben
(ca. 350 kcal)
1 EL Butter
150 g Spargel
50 g Krabben
Jodsalz, weißer Pfeffer
1 EL Mehl
1 EL H-Milch
1 Ei

Die Butter in einen Topf geben, Spargelstangen und Krabben bei geringer Hitze 5 Min. darin erhitzen. Mit Salz und Pfeffer abschmecken und warm stellen. Das Mehl mit der Milch verrühren, das Ei zugeben und mit dem Schneebesen schaumig schlagen. Mit Salz und Pfeffer abschmecken. In einer beschichteten Pfanne mit wenig Fett ein Omelett ausbacken. Spargel und Krabben auf eine Hälfte verteilen, die andere Hälfte darüber klappen. Dazu ist ein kleines Glas Bier (plus 150 Kalorien) erlaubt.
(Zubereitungszeit: 25 Min.)

Das vierte Wochenende

Das ist Ihre Einkaufsliste für das vierte Wochenende:

(Sie geht davon aus, dass Sie – abgesehen von Mehl, Öl, Essig und Gewürzen – in der Zwischenzeit alle Lebensmittel des dritten Wochenendes verbraucht haben.)

Brot und Mehlprodukte
1 Pck. Vollkornbrot (Vollka Unser Kerniges, 500 g)
1 Pck. Knäckebrot (250 g)
1 Pck. Toastbrost (500 g)
1 Pck. Zwieback (Brandt)
1 Pck. Haferflocken (Knusperone, 500 g)

Milch, Milchprodukte, Eier
1 l fettarme H-Milch (Milfina, 1,5 %)
1 Pck. Magerquark (Milfina, 500 g)
1 Becher probiotischer Joghurt (BI'AC, 150 g)
1 Pck. Schmand (Milfina, 200 g)
1 Pck. Maasdamer in Scheiben (Sonnenhof, 200 g)
1 Pck. Eier (Gewichtsklasse M)
1 Pck. Kondensmilch (Milfina) (zum Kaffee)

Fleisch, Wurst und Fisch
1 Pck. Hähnchenbrustfilets (Gut Weissenhaus, tiefgekühlt, 500 g)
1 Pck. Rindersteak (Prevora, tiefgekühlt, 400 g)
1 Pck. Rotbarschfilets (tiefgekühlt, 1000 g)

Öle und Fette
1 Pck. Bioreform Vitamin-Margarine (Bellasan, 500 g)
1 Pck. Butter (Milfina, 250 g)

Gewürze
1 Pck. Paprikapulver edelsüß

Gemüse und Obst
1 Apfel
1 Pck. Champignons (500 g)
500 g Tomaten
100 g Zwiebeln

Fertigprodukte
1 Glas flüssiger Honig (Goldland)
1 Glas Diätkonfitüre (Grandessa)
1 Glas Gewürzgurken (Gartenkrone)
1 Dose Mandarin-Orangen (Sweet Valley, 314 ml)
1 Pck. Beerenmischung (Gartenkrone, tiefgekühlt, 750 g)
1 Pck. Müsliriegel Sonnenblumenkerne (Knusperone)
1 Pck. Zitronensaft (Citrovin, 200 ml)

Getränke
Kaffee (Amaroy)
Tee
1 Pck. Karottensaft mit Honig (500 ml)

Die Rezepte

SAMSTAG

Frühstück: Porridge mit Kräuterknäcke und Karottensaft (ca. 370 kcal)
40 g Haferflocken
1 TL Honig
100 ml H-Milch
50 g Magerquark
1 TL Olivenöl
2 EL H-Milch
je 1/2 TL Petersilie und Schnittlauch
2 Scheiben Knäckebrot
1/8 l Karottensaft

Die Haferflocken in 1/8 l Wasser so lange kochen, bis ein dicker Brei entsteht. Mit Honig süßen und unmittelbar vor dem Essen mit Milch übergießen. Daher schon vorher den Quark mit Öl und Milch glatt rühren, die Kräuter darunter mischen und damit die Knäckebrotscheiben bestreichen. Anstatt Kaffee oder Tee den Karottensaft trinken.
(Zubereitungszeit: 20 Min.)

1. Zwischenmahlzeit: Apfel (ca. 100 g) (ca. 50 kcal)

Mittagessen: Rotbarschfilets in Folie (ca. 320 kcal)
200 g Rotbarschfilets
2 EL Zitronensaft
Jodsalz, weißer Pfeffer
1 TL Paprikapulver
Knoblauch
4 Tomaten
1 Zwiebel

Die Rotbarschfilets mit Zitronensaft beträufeln, mit Salz, Pfeffer und Paprikapulver einreiben. Die Fischstücke mit Knoblauch würzen und auf eine gefettete Alufolie legen. Die Tomaten und die Zwiebel in Scheiben schneiden und über den Fisch verteilen. Die Folie gut verschließen und im vorgeheizten Backofen (250 °C) oder Grill etwa 25 Min. garen. (Zubereitungszeit: 40 Min.)

2. Zwischenmahlzeit: Marmeladenzwieback
(ca. 80 kcal)
1 Scheibe Zwieback
1 TL Diätkonfitüre

Den Zwieback mit Konfitüre bestreichen. Dazu Kaffee oder Tee, evtl. mit 1 TL Kondensmilch oder Süßstoff. (Zubereitungszeit: 2 Min.)

Abendessen: Rührei mit Champignons (ca. 400 kcal)
200 g Champignons
1 EL Butter
2 Eier
Jodsalz
1 EL Schnittlauch
1 Scheibe Vollkornbrot

Die Champignons gut waschen, blättrig aufschneiden und in der Butter weich dünsten. Die Eier aufschlagen, verquirlen, mit etwas Salz würzen und über die Pilze geben. Unter vorsichtigem Rühren die Eimasse stocken lassen. Anschließend mit Schnittlauch überstreuen. Dazu Vollkornbrot essen.
(Zubereitungszeit: 20 Min.)

SONNTAG

Frühstück: Fruchtbecher und Käsebrot (ca. 335 kcal)
125 g probiotischer Joghurt
1 TL Diätkonfitüre
100 g Mandarin-Orangen
1 Scheibe Vollkornbrot
1 TL Bioreform Vitamin-Margarine
20 g Maasdamer Käse

Den Joghurt mit der Konfitüre verrühren und die Mandarin-Orangen untermischen. Nach dem Verzehr das Vollkornbrot mit der Margarine bestreichen und den Käse darauf legen. Dazu: Kaffee oder Tee, evtl. mit Kondensmilch (1 TL pro Person) oder Süßstoff.
(Zubereitungszeit: 7 Min.)

1. Zwischenmahlzeit: Ein Müsliriegel Sonnenblumenkerne (ca. 120 kcal)

Mittagessen: Rindersteak mit Butter (ca. 420 kcal)
150 g Rindersteak
Jodsalz, weißer Pfeffer
1 TL Sonnenblumenöl
1 TL Butter

Das Steak salzen, pfeffern und im erhitzten Ofen beidseitig braten. Die Butter verrühren und vor dem Anrichten auf das Fleisch geben. (Zubereitungszeit: 20 Min.)

2. Zwischenmahlzeit: Beerenquark (ca. 180 kcal)
125 g Magerquark
50 ml H-Milch
100 g Beeren

Quark und Milch mit einem Schneebesen glatt rühren. Die aufgetauten Beeren gut abtropfen lassen, durch ein Sieb streichen und unter den Quark rühren.
(Zubereitungszeit: 5 Min.)

Abendessen: Geflügelsalat auf Toast (ca. 400 kcal)
200 g Hähnchenbrustfilets
1 Tomate
1 Gewürzgurke
1 Zwiebel
2 EL Schmand
Zitronensaft
Senf
Jodsalz, weißer Pfeffer
Paprikapulver edelsüß
2 Scheiben Toastbrot
1 TL Bioreform Vitamin-Margarine

Die Hähnchenbrustfilets in einer beschichteten Pfanne ohne Fett braten und in kleine Stücke schneiden. Tomate und Gewürzgurke in kleine Würfel schneiden, die Zwiebel fein hacken. Aus Schmand, Zitronensaft, Senf und den Gewürzen eine Marinade bereiten und die Zutaten darin ziehen lassen. Die beiden Toastbrote rösten und mit Margarine bestreichen.
(Zubereitungszeit: 20 Min.)

Weg mit dem Fett!

Das Geheimnis hinter einer erfolgreichen Diät ist bekanntermaßen nicht allein der schnelle, sondern der dauerhafte Gewichtsverlust. Denn das, was der Körper bei einer Diät als Erstes verliert, ist hauptsächlich Wasser. Nach kurzer Zeit hat sich der Wasserhaushalt wieder normalisiert und der Körper sich an die geringeren Mengen Nahrung gewöhnt. Ergebnis: Das Abnehmen stagniert. Um wirklich dauerhaft abzunehmen, müssen Sie Ihre Fettreserven angreifen. Das ist gar nicht so einfach, denn um ein Pfund Fett abzubauen, muss der Körper 3500 Kalorien mehr verbrennen, als er aufnimmt. Das ist ganz schön viel! Achten Sie darum darauf, während Ihrer ALDI-Diät viele so genannte »Fatburner« (Fettverbrenner) zu sich zu nehmen, die das überschüssige Fett »abarbeiten«. Doch Vorsicht, ganz auf Fett verzichten können Sie nicht, der Körper benötigt es als wichtigen Baustoff. Es kommt nur darauf an, das richtige Fett zu sich zu nehmen, aber auch davon nicht zu viel. Der Unterschied besteht im Gehalt an gesättigten und ungesättigten Fettsäuren. Gesättigte Fettsäuren sind die ungesündesten Fette; sie sind vor allem in tierischen Lebensmitteln wie Fleisch, Wurst, Käse oder Butter enthalten. Sie enthalten viel Cholesterin und sollen deshalb nur in Maßen eingenommen werden. Viel gesünder sind da die einfach und mehrfach ungesättigten Fettsäuren, die der Körper dringend braucht, aber nicht selbst herstellen kann. Enthalten sind sie zum Beispiel in Olivenöl oder Sonnenblumenöl. Fische wie Lachs, Hering oder Makrele sind ebenfalls reich an ungesättigten Fettsäuren (Omega 3).

Die Deutsche Gesellschaft für Ernährung empfiehlt höchstens 80 g Fett am Tag. Das ist nicht viel, wenn man bedenkt, dass zwei Scheiben Brot mit Butter und Wurst und das Ei zum Frühstück zusammen schon 30 g enthalten. Ein

Schokoriegel hat 14 g Fett, ein halbes Brathähnchen 35 g. Unterstützen Sie Ihren Stoffwechsel aber durch die Aufnahme der richtigen Nähr- und Vitalstoffe, dann ist das Abnehmen gar nicht so schlimm!
Vermeiden Sie sehr süße Sachen wie Schokolade oder Marmelade. Denn da muss die Bauchspeicheldrüse Schwerstarbeit leisten und verbannt die Zuckermoleküle sofort in die Zellen. Ergebnis: Der Blutzuckerspiegel fällt sehr schnell wieder, der Hunger auf das nächste Stück Schokolade ist die Folge. Insulin macht dick und gibt dem fettlösenden Glukagon keine Chance. Glukagon kann Fett in Zucker umwandeln, wenn der Blutzuckerspiegel nach langsamem Anstieg unter den Normalwert gefallen ist. Damit das Glukagon optimal arbeiten kann, benötigt es Eiweiß, etwa aus Milchprodukten, Fisch und Krustentieren (Krabben). Den Stoffwechsel können Sie mit Kohlenhydraten ankurbeln. Denn nicht alle Kohlenhydrate sind Dickmacher! Schlank machende Kohlenhydratlieferanten sind zum Beispiel Vollkornprodukte (Brot, Nudeln), Reis, Kartoffeln, Kohl, Möhren, Lauch, Paprika, Äpfel und Birnen. Zum einen fördern sie die Verdauung, zum andern verbrennen sie mehr Energie, als sie liefern.
Jod und Eiweiß aus der Schilddrüse sind optimale Fatburner. Sie helfen, den vorhandenen Sauerstoff besser zu nutzen. Denn Sauerstoff ist der Motor der Kalorienverbrennung. Zudem bauen sie Cholesterin und Fettsäuren ab. Jodiertes Salz, Seefische und mageres weißes Fleisch (Huhn, Pute) sind ideal.
Vitamin C ist von allen Nährstoffen der beste Fettkiller. Es ist wie kein anderer Stoff in der Lage, Fett in seine Bestandteile zu zerlegen. Magnesium unterstützt das Vitamin C in seiner Arbeit. Vitamin C nehmen Sie am besten in Form von Zitronen und Kiwis zu sich, für die Magnesiumzufuhr ist Mineralwasser am besten geeignet.

Neben der Aufnahme der Nahrung ist auch der Abtransport wichtig. Linolsäure sorgt für die Undurchlässigkeit der Darmschleimhaut, sodass Fette gar nicht erst in die Blutbahn gelangen und sich festsetzen können; sie werden einfach ausgeschieden. Ein guter Linolsäurelieferant ist kaltgepresstes Olivenöl.
Falls aber doch Fettzellen in die Blutbahn gelangt sind, dann bekommen Sie sie am besten mit Carnitin wieder hinaus. Carnitin sorgt dafür, dass das Fett aus dem Blut in die Zellen gelangt, wo es verbrannt wird. Außerdem befreit es die Zellen von bereits verbranntem Fettmaterial und entgiftet somit den Körper. Es wirkt am besten mit den Vitaminen C und B 6 und Eisen. Die besten Fatburner: Milchprodukte, mageres helles Fleisch für Carnitin, frisches Obst und Gemüse, Vollkornbrot für die Vitamine und Eisen.
Bei vielen Obst- und Gemüsesorten schmilzt das Fett nur so dahin, weil sie viele Ballaststoffe, aber kaum Kalorien enthalten. Äpfel sorgen für einen stabilen Blutzuckerspiegel, Brokkoli, Rosenkohl und Blumenkohl sind wegen ihres hohen Gehaltes an Vitamin C und Kalzium hervorragende Fatburner, Möhren enthalten darmpflegende Pektine, und das Kalium der Tomaten sorgt für die Entwässerung des Körpers.

Raffen Sie sich also auf und sorgen Sie dafür, dass das überschüssige Fett aus Ihrem Körper verbannt wird! Sie werden sehen, mit der Fatburner-Diät ist das kein Kunststück. Zwar werden nicht von heute auf morgen die Pfunde purzeln, doch wenn Sie sich an die Diät halten, entwickeln Sie sich langsam, aber sicher zum Leichtgewicht. Und vergessen Sie nicht die Bewegung und das Mineralwasser.

Die Vier-Wochen-ALDI-Fatburner-Diät

Alle Rezepte der folgenden Fatburner-Diät sind für **vier** Personen berechnet – und wenn auf dem Einkaufszettel der zweiten, dritten und vierten Woche einige Zutaten nicht aufgeführt sind, haben Sie diese in einer der vorangegangenen Wochen gekauft und nicht aufgebraucht.

Die erste Woche

Das ist Ihre Einkaufsliste für die erste Woche

Brot und Mehlprodukte
1 Pck. Dreikorntoast (500 g)
2 Pck. Vollkornbrot (Vollka Unser Kerniges, 500 g)
4 Baguettebrötchen
2 Pck. Knäckebrot (250 g)
1 Pck. Reis (parboiled, 500 g)
1 Pck. Mehl (Sonnenstrahl, 1000 g)
1 Pck. Spaghetti (Alino, 500 g)
1 Pck. Cornflakes (Knusperone, 1000 g)

Milch, Milchprodukte, Eier
1 l H-Milch (Milfina, 1,5 %)
3 Pck. Magerquark (Milfina, 500 g)
4 Becher fettarmer Joghurt (Milfina, je 500 g)
1 Pck. Kräuterquark (Milfina, 200 g)
1 Pck. französischer Weichkäse (Roi de Trefle, 200 g)
4 Becher fettarmer Joghurt (Cremadiso, je 250 g)
4 Pck. Maasdamer (Sonnenhof, je 200 g)
1 Pck. Eier (10er-Packung, Gewichtsklasse M)
1 Pck. Schmand (Milfina, 200 g)
1 Pck. Goudascheiben (Sonnenhof, 200 g)

Fleisch, Wurst und Fisch
2 Pck. Schweinefilets (Prevora, TK-Ware, je 400 g – Achtung: 200 g für die dritte Woche aufbewahren!)
2 Pck. Räucherlachs (je 200 g)
2 Pck. Lachsschinken (Schwarz Cranz, je 100 g)
2 Pck. Putenbrust in Scheiben (Ponnart, 100 g)
1 Pck. Alaska-Seelachs-Filets (M & M, TK-Ware, 1000 g)

1 Pck. gekochter Hinterschinken in Scheiben (Sauels, 200 g)
1 Pck. Hähnchenbrustfilets (Gut Weissenhaus, TK-Ware, 500 g)
2 Pck. Rindersteaks (Prevora, TK-Ware, je 400 g)
1 Pck. Matjesfilets (Almare, 250 g)
2 Pck. Nordseekrabben (je 100 g)
3 Pck. Katenschinken, gewürfelt (Abraham, 2 × 125 g)

Öle und Fette
1 Pck. Butter (250 g)
1 Pck. Bioreform Vitamin-Margarine (Bellasan, 500 g)
1 Pck. Butterschmalz (Butarina, 500 g)
1 Fl. Sonnenblumenöl (Bellasan, 1000 ml)
1 Pck. Sonnenblumenmargarine (Bellasan, 500 g)
1 Fl. Olivenöl (750 ml)

Gewürze
2 Pck. 8-Kräuter-Mischung (Mamsell, gefriergetrocknet)
1 Fl. Essig
1 Pck. Jodsalz
1 Pck. Muskat
1 Pck. Oregano
1 Pck. Curry
2 Pck. Petersilie (Mamsell, gefriergetrocknet)
1 Pck. Dill (Mamsell, gefriergetrocknet)
1 Pck. Paprika, edelsüß
je 1 Pck. Pfeffer, weiß und schwarz
1 Pck. Schnittlauch (Mamsell, gefriergetrocknet)
1 Glas Delikatess-Senf, mittelscharf (Kim, 250 ml)
1 Fl. Tomatenketchup (Kim, 800 ml)
1 Pck. Süßstoff (Süssli)
1 Fl. Zitronensaft (Citrovin, 200 ml)

Gemüse und Obst
1 Blumenkohl (mittelgroß)
1 Brokkoli (400 g)
4 große Paprikaschoten
2 Grapefruits
14 Zitronen
3 Salatgurken (1,4 kg)
2,5 kg Kartoffeln
8 Kiwis
10 Bananen
4 Orangen
15 Äpfel (à 100 g)
48 Tomaten
1 kg Zwiebeln
1 Bund Lauchzwiebeln
1,1 kg Champignons
1,5 kg Möhren
1 Kopf- oder Eisbergsalat
2 Pck. Spargel (TK-Ware Asperges, 1000 g)
1 Knoblauchzwiebel

Fertigprodukte
2 Glas Nudelsauce Bolognese (Cucina, je 400 ml)
1 Pck. griechischer Krautsalat (Auehof, 400 g)
1 Glas flüssiger Honig (Goldland)
1 Dose Mandarin-Orangen (Sweet Valley, 314-ml-Dose)
1 Glas Diätkonfitüre (Grandessa)
3 Dosen Erbsen (Gartenkrone, je 425 ml)
1 Glas Instantbrühe (Lachende Köchin)
1 Pck. Trockenpflaumen (Sunshine Fruit, 500 g)
1 Pck. Zucker (Südzucker, 1000 g)
1 Pck. Beerenmischung (Gartenkrone, TK-Ware, 750 g)

Getränke
Kaffee (Amaroy, 500 g)
Tee
1 Pck. Orangensaft (Premium Direktsaft, 750 ml)
Mineralwasser

Die Rezepte

1. TAG

Frühstück: Camembert-Toast
(14 g Fett, ca. 292 kcal/Portion)
8 Scheiben Dreikorntoast
4 TL Bioreform Vitamin-Margarine
100 g französischer Weichkäse
4 Tomaten
2 Zwiebeln
Jodsalz, weißer Pfeffer
2 Zitronen

Die Toastscheiben rösten, mit Margarine bestreichen. Den Käse und die Tomaten (Stielansätze entfernen) in dünne Scheiben schneiden. Die Zwiebeln fein hacken. Den Käse auf den Toastbroten verteilen, die Tomatenscheiben darauf legen, die gehackten Zwiebeln darüber geben. Mit Salz und Pfeffer würzen.
Dazu: Kaffee oder Tee, und abschließend trinkt jede Person den Saft einer halben Zitrone inklusive Fruchtfleisch.
(Zubereitungszeit: 10 Min.)

Zwischenmahlzeit: Bananenquark
(0 g Fett, ca. 170 kcal/Portion)
500 g Magerquark
4 TL Zucker
2 mittelgroße Bananen

Den Quark mit etwas Wasser glatt rühren und mit dem Zucker und den zerdrückten Bananen verquirlen.
(Zubereitungszeit: 4 Min.)

Mittagessen: Schweinefilet mit Apfel
(10 g Fett, ca. 335 kcal/Portion)
4 Schweinefilets (je ca. 150 g)
4 Äpfel (je ca. 100 g)
2 EL Zitronensaft
300 g Champignons
4 TL Butterschmalz
Jodsalz, weißer Pfeffer
4 EL Reis

Die Schweinefilets auftauen. Die Äpfel vom Kerngehäuse befreien, in Ringe schneiden und mit Zitronensaft beträufeln. Champignons putzen und vierteln. Vier große Stücke Alufolie mit Butterschmalz einfetten. Die Apfelringe und Pilze auf die Folienstücke verteilen und die Schweinefilets darüber legen. Nach Wunsch noch etwas salzen und pfeffern. Die Kanten der Folien nach oben falten und vor allem seitwärts gut verschließen, damit kein Bratensaft auslaufen kann. Die Folienpakete in den vorgeheizten Backofen legen, bei 175 °C je nach Fleischbeschaffenheit etwa 50–60 Min. dünsten. Inzwischen den Reis körnig kochen und mit den Schweinefilets servieren.
(Zubereitungszeit: 75 Min.)

Zwischenmahlzeit: Rohes Gemüse
(0 g Fett, ca. 45 kcal/Portion)
4 Möhren
8 Tomaten

Pro Person eine Möhre und zwei Tomaten essen.

Abendbrot: Champignontoast
(11 g Fett, ca. 220 kcal/Portion)
400 g Champignons
1 TL Sonnenblumenöl
4 TL Mehl
Jodsalz, weißer Pfeffer
1 TL Zitronensaft
4 TL Petersilie
4 Scheiben Dreikorntoast
2 TL Bioreform Vitamin-Margarine
3 EL Tomatenketchup
4 Scheiben Maasdamer
einige Salatblätter

Die Champignons putzen und blättrig schneiden, in Öl dünsten und mit wenig Wasser ablöschen. Die Sauce mit Mehl binden, mit Salz, Pfeffer, Zitronensaft und Petersilie würzen. Die Toastscheiben leicht rösten, mit Margarine bestreichen und die Champignons aufhäufen. Darüber Ketchup geben und die Käsescheiben darauf legen. Im heißen Ofen überbacken, bis der Käse geschmolzen ist. Auf den Salatblättern servieren. (Zubereitungszeit: 20 Min.)

2. TAG

Frühstück: Erfrischungsschüssel
(3 g Fett, ca. 215 kcal/Portion)
4 Orangen
4 Äpfel
250 g Magerquark
Süßstoff
8 EL Cornflakes
2 Zitronen

Die Orangen auspressen, in den Saft die geschälten Äpfel reiben. Quark und Süßstoff beigeben und glatt rühren. In vier Schüsseln anrichten, mit Cornflakes bestreuen.
Dazu: Kaffee oder Tee, und abschließend trinkt jede Person den Saft einer halben Zitrone inklusive Fruchtfleisch.
(Zubereitungszeit: 10 Min.)

Zwischenmahlzeit: Joghurt
(4 g Fett, ca. 140 kcal/Portion)
Je ein Becher fettarmer Joghurt »Cremadiso«

Mittagessen: Spaghetti mit Nudelsauce
(8 g Fett, ca. 600 kcal/Portion)
500 g Spaghetti
3 EL Olivenöl
2 Gläser je 400 ml Nudelsauce

Die Spaghetti in ca. 2 l kochendes Salzwasser legen, das Öl dazugeben und die Nudeln nach Anleitung garen. Gleichzeitig die Nudelsauce in einem Topf erwärmen. Wenn die Spaghetti bissfest sind, abtropfen lassen und auf einem Teller verteilen. Die Sauce darüber gießen.
(Zubereitungszeit: 20 Min.)

Zwischenmahlzeit: Fertigsalat
(0 g Fett, ca. 75 kcal/Portion)
200 g griechischer Krautsalat

Abendbrot: Räucherlachs zu Röstkartoffeln und Dip
(12 g Fett, ca. 240 kcal/Portion)
600 g Kartoffeln
Jodsalz
4 TL Sonnenblumenöl
200 g fettarmer Joghurt
4 TL Orangensaft
4 TL Zitronensaft
200 g Räucherlachs
4 EL 8-Kräuter-Mischung

Die Kartoffeln schälen, je nach Größe längs halbieren oder in ca. 1 cm dicke Scheiben schneiden. Kartoffeln 8 Min. in Salzwasser kochen, abgießen und abtropfen lassen. Das Öl in einer Pfanne erhitzen, Kartoffeln darin 8–10 Min. rösten und salzen. Für den Dip den Joghurt mit 1 TL Salz und dem Orangen- sowie Zitronensaft verrühren. Röstkartoffeln, jeweils 50 g Lachs und den Dip auf vier Tellern anrichten. Mit der aufgetauten 8-Kräuter-Mischung bestreuen. (Zubereitungszeit: 45 Min.)

3. TAG

Frühstück: Tomatenknäcke mit Käse und Gurke
(5 g Fett, ca. 175 kcal/Portion)
8 Scheiben Knäckebrot
1 TL Senf
200 g Salatgurke
4 Tomaten
4 Scheiben Maasdamer
1 TL Schnittlauch
2 Zitronen

Die Knäckescheiben mit Senf bestreichen. Gurke und Tomaten (Stielansätze entfernen) in Scheiben schneiden. Beides mit dem Maasdamer Käse auf die Brote verteilen, etwas Schnittlauch darüber streuen.
Dazu: Kaffee oder Tee, und abschließend trinkt jede Person den Saft einer halben Zitrone inklusive Fruchtfleisch.
(Zubereitungszeit: 5 Min.)

Zwischenmahlzeit: Kiwi mit Joghurt
(2 g Fett, ca. 130 kcal/Portion)
4 TL Honig
1 Becher fettarmer Joghurt (500 g)
4 Kiwis

Den Honig mit Joghurt gut verrühren und mit den geschälten, in feine Scheiben geschnittenen Kiwis vermischen.
(Zubereitungszeit: 5 Min.)

Mittagessen: Spargel mit Schinken
(5 g Fett, ca. 260 kcal/Portion)
2 000 g Spargel (TK-Ware)
Jodsalz
4 Tabl. Süßstoff
6 Kartoffeln
2 TL Butter
1 EL Petersilie
2 Pck. Lachsschinken
6 Kartoffeln

Den Spargel in Salzwasser mit 4 Tabl. Süßstoff kochen. Gleichzeitig die Kartoffeln gar kochen. Den Spargel abtropfen lassen, Butter darüber geben und mit Petersilie bestreuen. Dazu Lachsschinken (ohne Fettrand) und Pellkartoffeln servieren.
(Zubereitungszeit: 30 Min.)

Zwischenmahlzeit: Knäckebrot mit Gurke
(0 g Fett, ca. 50 kcal/Portion)
200 g Salatgurke
4 Scheiben Knäckebrot
4 TL 8-Kräuter-Mischung

Die Gurke waschen, trockenreiben und in Scheiben schneiden. Das Knäckebrot mit Gurkenscheiben belegen. Mit der Kräutermischung bestreuen.
(Zubereitungszeit: 3 Min.)

Abendbrot: Paprikakartoffeln
(8 g Fett, ca. 255 kcal/Portion)
2 mittelgroße Zwiebeln
8 Tomaten
2 große Paprikaschoten
8 mittelgroße Kartoffeln
1 El Instantbrühe
600 g Katenschinken, gewürfelt
Jodsalz, weißer Pfeffer, Paprika edelsüß

Die Zwiebeln fein hacken, Tomaten vierteln (Stielansätze entfernen). Die gewaschenen Paprikaschoten entkernen und in feine Streifen schneiden. Kartoffeln schälen und in Scheiben schneiden. Alles zusammen mit vier Tassen Was-

ser und der Instantbrühe in einem Topf zum Kochen bringen. Zugedeckt etwa 20 Min. bei milder Hitze dünsten. Die Schinkenwürfel zugeben und weitere 5 Min. ziehen lassen. Mit Salz, Pfeffer und Paprikapulver abschmecken.
(Zubereitungszeit: 40 Min.)

4. TAG

Frühstück: Putenbrot (5 g Fett, ca. 285 kcal/Portion)
2 Grapefruits
4 Scheiben Vollkornbrot
2 TL Bioreform Vitamin-Margarine
200 g Putenbrust in Scheiben
4 Tomaten
½ Gurke
2 Zitronen

Die Grapefruits in zwei Hälften zerteilen und mit einem spitzen Messer die Schnitze lösen. Die Brotscheiben dünn mit Margarine bestreichen und die Putenbrustscheiben darauf legen. Die Tomaten in Scheiben schneiden (Stielansätze entfernen), ebenso zwölf dünne Scheiben von der Gurke. Auf die Putenbrust legen. Nach dem Verzehr des Brotes mit einem Teelöffel die Schnitze aus der Grapefruit essen.
Dazu: Kaffee oder Tee, und abschließend trinkt jede Person den Saft einer halben Zitrone inklusive Fruchtfleisch.
(Zubereitungszeit: 10 Min.)

Zwischenmahlzeit: Vitamindrink
(2 g Fett, 120 kcal/Portion)
4 Bananen
0,4 l H-Milch

Die Bananen mit der H-Milch pürieren.
(Zubereitungszeit: 3 Min.)

Mittagessen: Kräuterfisch mit Kartoffelsalat
(7 g Fett, ca. 310 kcal/Portion)
600 g Alaska-Seelachs-Filets
Zitronensaft
4 große Kartoffeln
4 Tomaten
4 TL Butter
4 EL Petersilie
4 EL Schnittlauch
Jodsalz, weißer Pfeffer
160 g fettarmer Joghurt
2 Zwiebeln
Salatherzblätter

Das aufgetaute Fischfilet mit etwas Zitronensaft säuern und eine halbe Stunde stehen lassen. Kartoffeln aufsetzen, die Tomaten würfeln (Stielansätze entfernen) und häuten. Den Fisch salzen, in 2 TL Butter von beiden Seiten ca. 7 Min. braten und warm stellen. Noch 2 TL Butter in der Pfanne schmelzen lassen, die Tomatenwürfel und Kräuter zugeben und gut durchdünsten. Mit etwas Zitronensaft ablöschen, mit Pfeffer und Salz würzen. Die Kräuter über den Fisch geben. Die Pellkartoffeln in Scheiben schneiden, mit einer Marinade aus Joghurt, gehackten Zwiebeln, Salz und Pfeffer übergießen und anschließend mit Salatherzblättern anrichten.
(Zubereitungszeit: 25 Min.)

Zwischenmahlzeit: Tomatenbrot
(8 g Fett, ca. 200 kcal/Portion)
4 Scheiben Vollkornbrot
4 TL Bioreform Vitamin-Margarine
6 Tomaten

Das Brot mit Margarine bestreichen. Die Tomaten in Scheiben schneiden (Stielansätze entfernen) und darauf legen.
(Zubereitungszeit: 3 Min.)

Abendbrot: Schinkentoast
(12 g Fett, ca. 255 kcal/Portion)
4 Scheiben Dreikorntoast
2 TL Bioreform Vitamin-Margarine
200 g gekochter Hinterschinken in Scheiben
4 Scheiben Maasdamer
8 Tomaten
1 TL Petersilie

Die Toastbrote leicht rösten, mit Margarine bestreichen, mit Schinken und den Käsescheiben belegen und im heißen Ofen überbacken, bis der Käse geschmolzen ist. Die Tomaten vierteln (Stielansätze entfernen), mit Petersilie bestreuen und zu dem heißen Toast servieren.
(Zubereitungszeit: 15 Min.)

5. TAG

Frühstück: Fruchtbecher und Käsebrot
(9 g Fett, ca. 275 kcal/Portion)
500 g fettarmer Joghurt
40 g Diätkonfitüre
1 Dose Mandarin-Orangen
4 Scheiben Vollkornbrot
2 TL Bioreform Vitamin-Margarine
4 Scheiben Maasdamer Käse
2 Zitronen

Den Joghurt mit der Konfitüre verrühren, die Mandarin-Orangen darunter mischen. Die Brote dünn mit Margarine bestreichen, den Käse darauf legen.
Dazu: Kaffee oder Tee, und abschließend trinkt jede Person den Saft einer halben Zitrone inklusive Fruchtfleisch.
(Zubereitungszeit: 5 Min.)

Zwischenmahlzeit: Je eine Banane
(0 g Fett, ca. 125 kcal/Portion)

Mittagessen: Hühnertopf mit Reis
(1 g Fett, ca. 255 kcal/Portion)
400 g Hähnchenbrustfilet
2 große Paprikaschoten
400 g Champignons
400 g Erbsen (Dose)
8 EL Reis
2 EL Instantbrühe
Jodsalz, weißer Pfeffer
Oregano
4 EL Tomatenketchup

Die aufgetauten und schon küchenfertig gewürzten Hähnchenbrustfilets in Stücke schneiden, in einer beschichteten Pfanne anrösten und in einen Topf füllen. Die Paprikaschoten und Champignons in Streifen bzw. Scheiben schneiden. Zu den Hähnchenfilets die Paprika, Champignons, Erbsen, Reis und Instantbrühe geben und mit 1 l heißem Wasser auffüllen. Den Eintopf 30 Min. bei milder Hitze garen. Anschließend mit Salz, Pfeffer, Oregano und Tomatenketchup abschmecken.
(Zubereitungszeit: 50 Min.)

Zwischenmahlzeit: Honigbrot
(4 g Fett, ca. 165 kcal/Portion)
4 Scheiben Vollkornbrot
2 TL Bioreform Vitamin-Margarine
4 TL Honig

Die Brote mit Margarine und Honig bestreichen.
(Zubereitungszeit: 2 Min.)

Abendbrot: Matjes in Currytunke
(13 g Fett, ca. 185 kcal/Portion)
2 kleine Zwiebeln
1 kleiner Apfel
3 EL Magerquark
Essig
Jodsalz, weißer Pfeffer
Currypulver
4 Matjesfilets
8 Scheiben Knäckebrot

Die Zwiebeln zerhacken, den Apfel reiben. Den Quark mit etwas Wasser, wenig Essig, Salz, Pfeffer, Curry, der gehackten Zwiebel und dem geriebenen Apfel verrühren und über die Matjesfilets geben. Dazu pro Person zwei Scheiben Knäckebrot.
(Zubereitungszeit: 10 Min.)

6. TAG

Frühstück: Verdauungsfrühstück
(2 g Fett, ca. 245 kcal/Portion)
20 Trockenpflaumen
500 g fettarmer Joghurt
4 EL Honig
4 Scheiben Knäckebrot
2 Zitronen

Die Trockenpflaumen über Nacht in Wasser aufweichen. Am Morgen mit etwas Flüssigkeit pürieren. Joghurt und Honig einrühren. Mit einer Scheibe Knäckebrot essen. Dazu: Kaffee oder Tee, und abschließend trinkt jede Person den Saft einer halben Zitrone inklusive Fruchtfleisch.
(Zubereitungszeit: 10 Min.)

Zwischenmahlzeit: Beerenquark
(1 g Fett, ca. 205 kcal/Portion)
500 g Magerquark
0,2 l H-Milch
200 g Beeren

Quark mit Milch glatt rühren. Die aufgetauten Beeren durch ein Sieb streichen und unter den Quark rühren.
(Zubereitungszeit: 7 Min.)

Mittagessen: Brokkoli-Blumenkohl-Auflauf
(16 g Fett, ca. 260 kcal/Portion)
1 mittelgroßer Blumenkohl
400 g Brokkoli
Jodsalz
2 TL Sonnenblumenmargarine
1/2 l H-Milch
8 Eier
weißer Pfeffer
Muskat
1 Zwiebel
1 Knoblauchzehe
2 Tomaten

Blumenkohl und Brokkoli putzen, waschen und in Röschen teilen. Blumenkohl in kochendes Salzwasser legen. Brokkoli nach 2 Min. zufügen. Gemüse abtropfen lassen und in die mit 1 TL Sonnenblumenmargarine gefettete Auflaufform füllen. Milch und Eier verquirlen und mit Salz, Pfeffer und Muskat pikant würzen. Über das Gemüse gießen. Die Fettpfanne des Backofens mit heißem Wasser füllen und die Auflaufform hineinstellen. Auflauf im vorgeheizten Backofen bei 200 °C ca. 45 Min. backen. In der Zwischenzeit Zwiebel und Knoblauch schälen. Knoblauch durch eine Presse drücken, die Zwiebel fein würfeln. Den restlichen TL Sonnenblumenmargarine in einem Topf erhitzen. Zwiebel und Knoblauch darin andünsten. Tomaten waschen, putzen, würfeln und zufügen. Bei schwacher Hitze ca. 5 Min. dünsten. Mit Salz und Pfeffer abschmecken. Auflauf aus dem Ofen nehmen, in Stücke schneiden und mit dem Tomatengemüse auf Tellern anrichten.
(Zubereitungszeit: 60 Min.)

Zwischenmahlzeit: Fertigsalat
(0 g Fett, ca. 75 kcal/Portion)
200 g griechischer Krautsalat

Abendbrot: Lachs-Baguette
(12 g Fett, ca. 385 kcal/Portion)
4 Baguettebrötchen
4 TL Bioreform Vitamin-Margarine
8 Salatblätter
1 Gurke (ca. 500 g)
4 Lauchzwiebeln
2 Äpfel
Jodsalz
weißer Pfeffer
Zitronensaft
200 g Räucherlachs
4 TL Dill

Die Baguettebrötchen aufschneiden, mit Margarine bestreichen, ihre unteren Hälften mit je zwei Salatblättern belegen. Gurke, Lauchzwiebeln und Äpfel putzen, klein schneiden und auf den Brötchenunterseiten verteilen. Mit Salz, Pfeffer und Zitronensaft würzen. Auf jede Brötchenhälfte 50 g Lachs legen, mit je 1 TL Dill bestreuen und mit der oberen Brötchenhälfte abdecken.
(Zubereitungszeit: 15 Min.)

7. TAG

Frühstück: Frühlingsquark mit Knäckebrot
(10 g Fett, ca. 230 kcal/Portion)
8 Scheiben Knäckebrot
1 Pck. Kräuterquark
4 mittelgroße Äpfel
2 Zitronen

Die Knäckebrote mit Kräuterquark bestreichen. Als Nachspeise pro Person einen Apfel.
Dazu: Kaffee oder Tee, und abschließend trinkt jede Person den Saft einer halben Zitrone inklusive Fruchtfleisch.
(Zubereitungszeit: 5 Min.)

Zwischenmahlzeit: Kiwi-Joghurt
(2 g Fett, ca. 150 kcal/Portion)
4 TL Honig
1 Becher fettarmer Joghurt (500 g)
4 Kiwis

Den Honig mit Joghurt gut verrühren und mit den geschälten, in feine Scheiben geschnittenen Kiwis vermischen.
(Zubereitungszeit: 5 Min.)

Mittagessen: Rindersteak mit Erbsen
(8 g Fett, ca. 585 kcal/Portion)
4 große Kartoffeln
4 Rindersteaks
Jodsalz, schwarzer Pfeffer
600 g Erbsen (Dose)
2 TL Sonnenblumenmargarine
4 TL 8-Kräuter-Mischung

Die Kartoffeln aufsetzen. Von den aufgetauten Steaks alle evtl. vorhandenen Fettreste entfernen, das Fleisch grillen oder braten, nach Geschmack salzen und pfeffern. Inzwischen die Kartoffeln pellen und die abgetropften Erbsen mit der Margarine vermischen und mit der Kräutermischung abschmecken.
(Zubereitungszeit: 15 Min.)

Zwischenmahlzeit: Rohe Möhren
(0 g Fett, ca. 45 kcal/Portion)
8 Möhren
Zitronensaft

Die Möhren raspeln und mit einigen Zitronenspritzern vermischen.
(Zubereitungszeit: etwa 3 Min.)

Abendbrot: Büsumer Krabben
(10 g Fett, ca. 245 kcal/Portion)
4 Scheiben Dreikorntoast
6 EL Tomatenketchup
200 g Krabben
3 EL Schmand
Jodsalz, weißer Pfeffer
4 Scheiben Gouda

Die Toastscheiben leicht rösten und mit je 1 EL Tomatenketchup bestreichen. Die Krabben mit 2 EL Tomatenketchup, Schmand, Salz und Pfeffer mischen und auf den Toast häufen. Darüber den Käse legen. Im vorgeheizten Grill oder Backofen 5–10 Min. überbacken.
(Zubereitungszeit: 20 Min.)

Die zweite Woche

Einkaufszettel für die zweite Woche

Brot und Mehlprodukte

1 Pck. Dreikorntoast (500 g)
4 Pck. Vollkornbrot (Vollka Unser Kerniges, 500 g)
2 Brötchen
1 Pck. Spaghetti (Alino, 500 g)
1 Pck. Haferflocken (Knusperone, 500 g)
1 Pck. Zwieback (Brandt)
1 Pck. Knäckebrot (250 g)

Milch, Milchprodukte, Eier

2 l H-Milch (Milfina, 1,5 %)
1 Becher fettarmer Joghurt (Milfina, 500 g)
3 Pck. Magerquark (Milfina, 500 g)
2 Pck. Eier (10er-Packung, Gewichtsklasse M)
3 Pck. körniger Frischkäse (Bayernland, 200 g)
1 Pck. Kräuterquark (Milfina, 200 g)
1 Pck. Goudascheiben (Sonnenhof, 200 g)
1 Pck. Gouda im Stück (Sonnenhof, 500 g)
2 Pck. Maasdamer (Sonnenhof, 200 g)
1 Pck. geriebener Emmentaler (200 g)

Fleisch, Wurst und Fisch

1 Pck. Alaska-Seelachs-Filet (M & M, TK-Ware 1000 g)
1 Pck. Bauchspeck (Glocken-Benne, 300 g)
2 Pck. Nordseekrabben (100 g)
2 Pck. Katenschinken, gewürfelt (Abraham, 2 × 125 g)
5 Pck. gekochter Hinterschinken in Scheiben (Sauels, 200 g)

2 Pck. Hähnchenbrustfilets (Gut Weissenhaus, TK-Ware, 750 g)
1 Pck. Lachsschinken (Schwarz Cranz, 150 g)

Öle und Fette
1 Fl. Mayonnaise (Kim, 500 ml)

Gewürze
1 Pck. Schnittlauch (Mamsell, gefriergetrocknet)
1 Pck. 8-Kräuter-Mischung (Mamsell, gefriergetrocknet)
1 Pck. Petersilie (Mamsell, gefriergetrocknet)

Gemüse und Obst
2 Bananen
12 Kiwis
24 Äpfel
4 Orangen
14 Zitronen
2 Pfirsiche
6 Bund Radieschen
42 Tomaten
2 mittelgroße Salatgurken
1 Pck. Champignons (500 g)
1 kg Stangenporree
1 kg rote, gelbe und grüne Paprikaschoten
2 kleine Paprikaschoten
1 kg frische Möhren
1 Eisbergsalat
2,5 kg Kartoffeln

Fertigprodukte
1 Pck. bunter Rohkostsalat (Auehof, 400 g)
1 Glas Stangenspargel (Happy Harvest, 370 ml)
1 Pck. Sultaninen (200 g)
1 Pck. Haselnusskerne (200 g)
2 Pck. Weinsauerkraut (Gartenkrone, 500 g)

Getränke
Kaffee (Amaroy, 500 g)
Tee
1 Pck. Orangensaft (Premium Direktsaft, 750 ml)
1 Pck. Karottensaft mit Honig (500 ml)
1 Fl. Weißwein (den Rest nicht austrinken, er wird noch in der dritten Woche gebraucht)
Mineralwasser

Die Rezepte

8. TAG

Frühstück: Honigquark
(9 g Fett, ca. 395 kcal/Portion)
500 g Magerquark
2 EL Honig
4 Scheiben Vollkornbrot
2 TL Bioreform Vitamin-Margarine
4 Äpfel
2 Zitronen

Den Quark mit wenig Wasser cremig rühren und den Honig darunter mischen. Die Brote mit Margarine bestreichen. Als Nachspeise je einen Apfel.
Dazu: Kaffee oder Tee, und abschließend trinkt jede Person den Saft einer halben Zitrone inklusive Fruchtfleisch.
(Zubereitungszeit: 5 Min.)

Zwischenmahlzeit: Marmeladenzwieback
(0 g Fett, ca. 95 kcal/Portion)
4 Scheiben Zwieback
4 TL Diätkonfitüre

Zwieback mit Konfitüre bestreichen.
(Zubereitungszeit: 2 Min.)

Mittagessen: Fischspieß
(8 g Fett, ca. 300 kcal/Portion)
600 g Alaska-Seelachs-Filet
Zitronensaft
4 Tomaten
4 Zwiebeln
1 Stange Porree
Jodsalz
4 TL Sonnenblumenöl
4 EL Weißwein
2 TL Butter
1 EL Petersilie
2–3 Knoblauchzehen
2 Brötchen

Die aufgetauten Fischfilets in Stücke schneiden und mit Zitronensaft beträufeln. Ziehen lassen. Inzwischen die Tomaten (Stielansätze entfernen), Zwiebeln und Porreestange ebenfalls in Stücke schneiden. Anschließend die Fischstücke abwechselnd mit den Tomaten-, Zwiebel- und Lauchstückchen aufspießen und salzen. Öl und Weißwein miteinander vermischen und die Spieße mehrmals damit bestreichen. Grillen. Die Butter mit Petersilie und Knoblauch vermischen und auf den Fischstücken verteilen. Zu jedem Spieß ein halbes Brötchen essen.
(Zubereitungszeit: 40 Min.)

Zwischenmahlzeit: Fertigsalat
(0 g Fett, ca. 15 kcal/Portion)
200 g bunter Rohkostsalat

Abendbrot: Ungarisches Paprikagemüse
(5 g Fett, ca. 200 kcal/Portion)
1 000 g rote, grüne und gelbe Paprikaschoten
8 Tomaten
150 g Zwiebeln
50 g Bauchspeck
1 TL Paprika edelsüß
Jodsalz, schwarzer Pfeffer
4 TL Schmand

Die Paprikaschoten waschen, längs halbieren, Kerne und weiße Innenhäute entfernen. Vierteln und in breite Streifen schneiden. Die Tomaten eine knappe Minute in kochend heißes Wasser geben, häuten und achteln (Stielansätze entfernen). Die Zwiebeln schälen, halbieren, in schmale Halbringe schneiden. Den Speck in kleine Würfel schneiden und in einem breiten Topf bei mittlerer Hitze auslassen. Paprikapulver darüber stäuben. Die Paprikastreifen und Tomatenachtel in den Topf geben, mit Salz und Pfeffer würzen. Das Gemüse bei starker Hitze etwa 3 Min. dünsten, bis ein Teil des Saftes verdampft ist. Temperatur herunterschalten und zugedeckt bei schwacher Hitze etwa 20 Min. schmoren lassen. Den Schmand darüber geben und sofort servieren.
(Zubereitungszeit: 40 Min.)

9. TAG

Frühstück: Fischerfrühstück
(10 g Fett, ca. 255 kcal/Portion)
4 Eier
3 TL Butter
200 g Nordseekrabben
4 Scheiben Toast
2 EL Schnittlauch
2 Zitronen

Die Eier mit 1 TL Butter in einer beschichteten Pfanne zum Rührei braten. Die Krabben zugeben, bevor die Eimasse aufstockt. Die Toastscheiben rösten, mit der restlichen Butter bestreichen und die Eierkrabben darauf legen. Mit Schnittlauch bestreuen.
Dazu: Kaffee oder Tee, und abschließend trinkt jede Person den Saft einer halben Zitrone inklusive Fruchtfleisch.
(Zubereitungszeit: 10 Min.)

Zwischenmahlzeit: Knäckebrot mit Marmeladenquark
(0 g Fett, ca. 70 kcal/Portion)
4 EL Magerquark
4 EL Diätkonfitüre
4 Scheiben Knäckebrot

Den Quark mit etwas Wasser cremig rühren. Mit der Konfitüre vermengen und auf die Knäckebrote streichen.
(Zubereitungszeit: 3 Min.)

Mittagessen: Schinkenpfanne
(10 g Fett, ca. 410 kcal/Portion)
12 kleine Kartoffeln
400 g gekochter Hinterschinken
2 kleine Paprikaschoten
1 Zwiebel
4 Tomaten
Paprika edelsüß
Jodsalz, schwarzer Pfeffer
4 Eier
2 EL Schnittlauch

Die Kartoffeln kochen, pellen, in Scheiben schneiden und zur Seite legen. Schinken und Paprikaschoten in Streifen schneiden. Die Zwiebel hacken, die Tomaten halbieren (Stielansätze entfernen). Alles in einer beschichteten Pfanne ohne weiteren Fettzusatz kurz anbraten. 8 EL Wasser zugeben und 5 Min. auf kleiner Flamme schmoren lassen. Die Kartoffelscheiben hinzufügen. Mit Salz, Paprikapulver und schwarzem Pfeffer würzen. Die Eier verquirlen, hinzugeben, stocken lassen und mit Schnittlauch bestreuen.
(Zubereitungszeit: 30 Min.)

Zwischenmahlzeit: Vitamindrink
(0 g Fett, ca. 100 kcal/Portion)
8 Kiwis
2 EL Zitronensaft
Mineralwasser

Die geschälten Kiwis mit Zitronensaft pürieren. Den Fruchtbrei in Gläser geben und mit Mineralwasser auffüllen.
(Zubereitungszeit: ca. 3 Min.)

Abendbrot: Frischkäse mit Musik
(5 g Fett, ca. 220 kcal/Portion)
400 g körniger Frischkäse
8 Scheiben Knäckebrot
2 Zwiebeln
2 EL Essig
4 TL Sonnenblumenöl

Den Frischkäse auf die Knäckebrotscheiben verteilen. Die Zwiebeln fein würfeln und darüber streuen. Essig und Sonnenblumenöl darauf träufeln.
(Zubereitungszeit: 5 Min.)

10. TAG

Frühstück: Käsebrot
(7 g Fett, ca. 204 kcal/Portion)
4 Scheiben Vollkornbrot
2 TL Bioreform Vitamin-Margarine
2 Tomaten
4 Scheiben Maasdamer
2 Zitronen

Die Brotscheiben mit Margarine bestreichen. Die Tomaten in Scheiben schneiden (Stielansätze entfernen). Die Brote mit Käse und den Tomatenscheiben belegen.
Dazu: Kaffee oder Tee, und abschließend trinkt jede Person den Saft einer halben Zitrone inklusive Fruchtfleisch.
(Zubereitungszeit: 5 Min.)

Zwischenmahlzeit: Je ein Apfel
(0 g Fett, ca. 62 kcal/Portion)

Mittagessen: Spaghetti-Auflauf

(8 g Fett, ca. 345 kcal/Portion)
8 Tomaten
200 g Katenschinken, gewürfelt
200 g Spaghetti
Jodsalz
2 Eier
Muskat
1 TL Petersilie
4 EL geriebener Emmentaler

Die gewaschenen Tomaten in kleine Stücke schneiden (Stielansätze entfernen) und mit den Schinkenwürfeln in eine feuerfeste Form geben. Die Spaghetti in Salzwasser gar kochen, gut abtropfen lassen und zu den Tomaten und dem Schinken geben. Die Eier mit etwas Wasser, Salz, Muskat und Petersilie gut verquirlen und darüber gießen. Mit Käse bestreuen und dann etwa 15 Min. im heißen Ofen (200 °C) goldbraun überbacken.
(Zubereitungszeit: 40 Min.)

Zwischenmahlzeit: Knäckebrot mit Kräutern

(4 g Fett, ca. 100 kcal/Portion)
4 Scheiben Knäckebrot
2 TL Bioreform Vitamin-Margarine
4 TL 8-Kräuter-Mischung

Das Knäckebrot mit der Margarine bestreichen. Anschließend die Kräutermischung darüber streuen.
(Zubereitungszeit: 3 Min.)

Abendbrot: Schinken-Reis-Salat
(14 g Fett, ca. 300 kcal/Portion)
6 EL Reis
400 g gekochter Hinterschinken
4 Tomaten
2 kleine Äpfel
3 EL Mayonnaise
Jodsalz, weißer Pfeffer
Zitronensaft
1 EL Petersilie

Den Reis in Salzwasser weich kochen. Den Schinken, die Tomaten und geschälten Äpfel in Stücke schneiden und in eine Schüssel füllen; den Reis zugeben. Die Mayonnaise mit etwas Wasser verrühren, nach Geschmack mit ein wenig Salz, Pfeffer, Zitronensaft und Petersilie würzen und alle Zutaten gut durcheinander mischen.
(Zubereitungszeit: 20 Min.)

11. TAG

Frühstück: Müsli mit Quark und Sultaninen
(15 g Fett, ca. 355 kcal/Portion)
8 EL Haferflocken
6 EL Magerquark
4 mittelgroße Äpfel
30 g Haselnusskerne
4 EL Sultaninen
4 EL Honig
4 Scheiben Knäckebrot
4 TL Bioreform Vitamin-Margarine
2 Zitronen

Die Haferflocken und den Quark mit wenig Wasser zu einem Brei verrühren. Die ungeschälten Äpfel raspeln und zusammen mit den klein gehackten Nüssen und den Sultaninen mit dem Haferflockenbrei vermischen. Mit Honig süßen. Die Knäckebrote mit Margarine bestreichen und mit dem Müsli essen.
Dazu: Kaffee oder Tee, und abschließend trinkt jede Person den Saft einer halben Zitrone inklusive Fruchtfleisch.
(Zubereitungszeit: 10 Min.)

Zwischenmahlzeit: Vitamindrink
(2 g Fett, ca. 95 kcal/Portion)
1/2 l Karottensaft
1/2 l Orangensaft
2 TL Olivenöl

Je 1/8 l Karottensaft und Orangensaft mit 1/2 TL Öl mischen.
(Zubereitungszeit: 2 Min.)

Mittagessen: Möhrensalat mit Hühnerfleisch
(8 g Fett, ca. 245 kcal/Portion)
600 g frische Möhren
4 TL Olivenöl
Essig
Senf
Jodsalz, weißer Pfeffer
1/2 TL Currypulver
Oregano
Süßstoff
600 g Hähnchenbrustfilet
4 Scheiben Dreikorntoast

Die gewaschenen Möhren in wenig Wasser weich kochen und in Scheiben schneiden. Aus Öl, Essig, Senf und den angegebenen Gewürzen eine Marinade bereiten, mit etwas Wasser strecken und die Möhren darin ziehen lassen. Die schon gewürzten Hähnchenbrustfilets in einer beschichteten Pfanne ohne zusätzliches Fett braten, in kleine Stücke schneiden und unter den Salat mischen. Dazu je eine Scheibe geröstetes Toastbrot essen.
(Zubereitungszeit: 30 Min.)

Zwischenmahlzeit: Pfirsichquark
(0 g Fett, ca. 50 kcal/Portion)
8 EL Magerquark
Süßstoff
2 Pfirsiche

Den Quark mit wenig Wasser cremig rühren, mit Süßstoff süßen. Die Pfirsiche in kleine Stücke schneiden und unter den Quark ziehen.
(Zubereitungszeit: 5 Min.)

Abendbrot: Schinkenbrot mit Frischkäse
(8 g Fett, ca. 310 kcal/Portion)
4 Scheiben Vollkornbrot
4 TL Bioreform Vitamin-Margarine
1 Pck. Lachsschinken ohne Fettrand
200 g körniger Frischkäse
Jodsalz, weißer Pfeffer
2 Bund Radieschen
500 g fettarmer Joghurt

Die Brotscheiben mit Margarine bestreichen. In der Mitte zerschneiden und je eine Hälfte mit Schinken belegen, die andere mit Frischkäse bestreichen. Nach Geschmack pfeffern und salzen. Dazu die gewaschenen Radieschen und den Joghurt essen.
(Zubereitungszeit: 5 Min.)

12. TAG

Frühstück: Quarkbrot mit Gurke
(10 g Fett, ca. 280 kcal/Portion)
8 Scheiben Vollkornbrot
2 TL Bioreform Vitamin-Margarine
200 g Kräuterquark
8 Tomaten
2 Salatgurken (mittelgroß)
4 TL Schnittlauch
2 Zitronen

Die Brotscheiben mit Margarine und Kräuterquark bestreichen. Die Tomaten (Stielansätze entfernen) und Gurken in Scheiben schneiden und auf dem Brot verteilen. Den Schnittlauch darüber streuen.
Dazu: Kaffee oder Tee, und abschließend trinkt jede Person den Saft einer halben Zitrone inklusive Fruchtfleisch.
(Zubereitungszeit: 10 Min.)

Zwischenmahlzeit: Beerenmilch
(3 g Fett, ca. 115 kcal/Portion)
100 g Beeren
Süßstoff
0,8 l H-Milch

Die aufgetauten Beeren mit einer Gabel zerdrücken, mit etwas Süßstoff süßen und mit Milch auffüllen. Kräftig durchschlagen und in vier große Becher gießen.
(Zubereitungszeit: 3 Min.)

Mittagessen: Fischfrikadellen mit Salat
(9 g Fett, ca. 285 kcal/Portion)
500 g Alaska-Seelachs-Filets
Zitronensaft
6 mittelgroße Kartoffeln
4 Eier
2 kleine Zwiebeln
Jodsalz, weißer Pfeffer
Petersilie
2 TL Sonnenblumenöl
1 Kopf Eisbergsalat

Das aufgetaute Fischfilet mit Zitronensaft beträufeln und etwa eine halbe Stunde stehen lassen. Inzwischen Salzkartoffeln und Eier (hart) kochen, die Zwiebeln in Stücke schneiden. Kartoffeln und Eier pellen. Anschließend den Fisch, die Eier, Zwiebeln und heißen Kartoffeln durch den Fleischwolf drehen und gut mischen. Mit Salz, Pfeffer und Petersilie abschmecken. Flache Klößchen formen, mit Öl bestreichen und in einer beschichteten Pfanne braten. Den Salat mit Zitronensaft anrichten.
(Zubereitungszeit: 45 Min.)

Zwischenmahlzeit: Gemüseteller
(0 g Fett, ca. 30 kcal/Portion)
2 Bund Radieschen
4 Möhren

Die Radieschen und Möhren putzen und auf vier Teller verteilen.
(Zubereitungszeit: 5 Min.)

Abendbrot: Rührei mit Spargel
(6 g Fett, ca. 90 kcal/Portion)
4 Eier
1 Glas Stangenspargel
1 TL Dill
1 TL Petersilie
1 TL Schnittlauch
Jodsalz, weißer Pfeffer

Die Eier mit 4 EL Wasser und etwas Salz verquirlen und in einer beschichteten Pfanne bei schwacher Hitze stocken lassen. Dabei mehrfach durchrühren. Den Spargel im Topf anwärmen, die Kräuter sowie Salz und Pfeffer darüber geben.
(Zubereitungszeit: 15 Min.)

13. TAG

Frühstück: Fruchtsalat
(5 g Fett, ca. 315 kcal/Portion)
200 g Haferflocken
4 Kiwis
2 Äpfel
300 g Beeren
2 Zitronen

Die Haferflocken in einer Pfanne ohne Fett rösten. Die Kiwis und Äpfel klein schneiden. Mit den aufgetauten Beeren unter die Haferflocken mischen.
Dazu: Kaffee oder Tee und abschließend trinkt jede Person den Saft einer halben Zitrone inklusive Fruchtfleisch.
(Zubereitungszeit: 10 Min.)

Zwischenmahlzeit: Orangenquark
(0 g Fett, ca. 170 kcal/Portion)
500 g Magerquark
4 TL Zucker
4 Orangen

Den Quark mit etwas Wasser und einem elektrischen Rührstab oder einem Schneebesen schaumig rühren. Mit dem Zucker und den in kleine Stücke geschnittenen Orangen verquirlen.
(Zubereitungszeit: 5 Min.)

Mittagessen: Porree-Auflauf
(12 g Fett, ca. 295 kcal/Portion)
4 kleine Kartoffeln
800 g Porree
2 TL Butter
2 EL Mehl
200 g gekochter Hinterschinken
80 g Gouda
Muskat, Jodsalz

Die Kartoffeln kochen, pellen und in Scheiben schneiden. Den geputzten Porree in Salzwasser fast gar kochen und abtropfen lassen. Butter und Mehl in einen Topf geben und eine helle Schwitze bereiten, mit Gemüsewasser ablöschen und aufkochen lassen. Mit Muskat würzen. Den Gouda reiben. Die Porreestangen in Schinken einrollen und in eine feuerfeste Form geben. Die Kartoffelscheiben dazugeben. Die Soße darüber geben, alles mit dem Käse bestreuen und im heißen Ofen ca. 15 Min. überbacken.
(Zubereitungszeit: 45 Min.)

Zwischenmahlzeit: Fertigsalat
(0 g Fett, ca. 15 kcal/Portion)
200 g bunter Rohkostsalat

Abendbrot: Käse-Apfel-Schnitte
(12 g Fett, ca. 305 kcal/Portion)
4 Scheiben Vollkornbrot
4 TL Bioreform Vitamin-Margarine
4 Scheiben Gouda
4 mittelgroße Äpfel
Zitronensaft
weißer Pfeffer

Die Brotscheiben mit Margarine bestreichen und mit den Käsescheiben belegen. Die Äpfel vierteln, vom Kerngehäuse befreien und in dünne Scheiben teilen. Auf dem Käse anrichten, mit Zitronensaft beträufeln und mit Pfeffer bestreuen.
(Zubereitungszeit: 10 Min.)

14. TAG

Frühstück: Käsebrot mit Radieschen
(9 g Fett, ca. 210 kcal/Portion)
4 Scheiben Vollkornbrot
2 TL Bioreform Vitamin-Margarine
4 Scheiben Maasdamer
2 Bund Radieschen
2 Zitronen

Die Brotscheiben mit Margarine bestreichen. Mit je einer Scheibe Schnittkäse und je einem halben Bund klein geschnittener Radieschen belegen.
Dazu: Kaffee oder Tee, und abschließend trinkt jede Person den Saft einer halben Zitrone inklusive Fruchtfleisch.
(Zubereitungszeit: 5 Min.)

Zwischenmahlzeit: Bananenmix
(3 g Fett, ca. 225 kcal/Portion)
2 Bananen
½ l H-Milch
Süßstoff
4 Scheiben Knäckebrot
2 TL Bioreform Vitamin-Margarine

Die Bananen mit einer Gabel zerdrücken und mit Milch und Süßstoff gut verquirlen. Das Knäckebrot mit Margarine bestreichen und dazu essen.
(Zubereitungszeit: 4 Min.)

Mittagessen: Hühnerbrust provenzalisch
(8 g Fett, ca. 350 kcal/Portion)
4 Hähnchenbrustfilets
4 TL Sonnenblumenöl
160 g Reis
Jodsalz, weißer Pfeffer
4 Tomaten
1 kleine Zwiebel
1 Knoblauchzehe
200 g Champignons
1 TL Mehl
1/8 l Weißwein
1/2 TL Instantbrühe
1 TL Petersilie

Die aufgetauten und bereits küchenfertig gewürzten Hähnchenbrustfilets mit Öl in der Pfanne auf jeder Seite 1 Min. anbraten. Bei mittlerer Hitze je Seite 8 Min. goldbraun braten, dann warm stellen. Inzwischen den Reis in Salzwasser körnig kochen. Die Tomaten überbrühen, abziehen und würfeln (Stielansätze entfernen). Im Bratfett die kleinstgehackte Zwiebel und den zerdrückten Knoblauch rösten. Blättrig geschnittene Champignons beigeben und weiterrösten. Mit Mehl bestäuben, Tomatenwürfel, Weißwein, Brühe und Salz beigeben und aufkochen. Die Sauce über die Hühnerbrüste verteilen, Petersilie darüber streuen und mit Reis servieren.
(Zubereitungszeit: 50 Min.)

Zwischenmahlzeit: Je ein Apfel
(0 g Fett, ca. 65 kcal/Portion)

Abendbrot: Sauerkrautauflauf
(6 g Fett, ca. 270 kcal/Portion)
12 mittelgroße Kartoffeln
Muskat
600 g Sauerkraut
Jodsalz, weißer Pfeffer
Süßstoff
400 g Katenschinken, gewürfelt
1 TL Sonnenblumenöl

Die Kartoffeln schälen und in Salzwasser kochen. Das Wasser abschütten und aufbewahren. Die Kartoffeln pürieren, das kochend heiße Wasser zugeben und die Kartoffeln zu einem geschmeidigen Brei verquirlen. Mit Muskat abschmecken. Dann eine Hälfte in eine feuerfeste Form füllen. Das Sauerkraut mit Salz, Pfeffer und etwas Süßstoff würzen, die Schinkenwürfel unter das Sauerkraut mengen. Auf den Kartoffelbrei geben und mit dem restlichen Brei abdecken. Mit Öl bestreichen und im vorgeheizten Ofen etwa 40 Min. goldgelb backen.
(Zubereitungszeit: 60 Min.)

Die dritte Woche

Einkaufszettel für die dritte Woche

Brot und Mehlprodukte

6 Pck. Vollkornbrot (Vollka Unser Kerniges, 500g)
1 Pck. Knäckebrot (250 g)
1 Pck. Dreikorntoast (500 g)
1 Pck. Reis (parboiled, 500 g)

Milch, Milchprodukte, Eier

1 l H-Milch (Milfina, 1,5 %)
6 Becher Joghurt, fettarm (Milfina, 500 g)
4 Becher fettarmer Joghurt (Cremadiso, 250 g)
3 Pck. Magerquark (Milfina, 500 g)
2 Pck. Eier (10er-Packung, Gewichtsklasse M)
2 Pck. Frischkäse mit Kräutern (Cremerie, 150 g)
1 Pck. Schmand (Milfina, 200 g)
2 Ecken Schmelzkäse (Alpenmark)
2 Pck. Maasdamer (Sonnenhof, 200 g)

Fleisch, Wurst und Fisch

1 Pck. Schweinefilets (TK-Ware, 400 g – Achtung: 200 g müssen noch von der ersten Woche vorhanden sein!)
2 Pck. Alaska-Seelachs-Filet (M & M, TK-Ware, 1000 g)
1 Pck. Lachsschinken (Norderland, 100 g)
3 Pck. Katenschinken, gewürfelt (2 × 125 g)
4 Pck. gekochter Hinterschinken in Scheiben (Sauels, 200 g)
1 Pck. Lammsteaks (Prevora, TK-Ware, 400 g)
1 Pck. Hähnchenbrustfilets (Gut Weissenhaus, 500 g)
1 Pck. Putenbrust in Aspik (Schulte, 125 g)

Öle und Fette
1 Pck. Butter (250 g)
1 Pck. Bioreform Vitamin-Margarine (Bellasan, 500 g)

Gewürze
1 Pck. Thymian
1 Pck. Basilikum
1 Pck. Majoran
1 Fl. Zitronensaft (Citrovin, 200 ml)
Falls andere für die vergangenen beiden Wochen gekaufte Gewürze bereits verbraucht sind, frischen Sie Ihren Bestand wieder auf (siehe Einkaufszettel für die 1. und 2. Woche).

Gemüse und Obst
9 Äpfel
2 Grapefruits
12 Kiwis
14 Zitronen
1 Bund Radieschen
2 große Paprikaschoten
34 Tomaten
1 großer Blumenkohl
12 Möhren
1 Pck. Champignons (500 g)
1 Salatgurke (300 g)
1 kg Zwiebeln
1 Pck. Spargel (TK-Ware, Asperges, 1 000 g)
1 Kopf- oder Eisbergsalat
2,5 kg Kartoffeln (ca. 40 Stück)

Fertigprodukte
1 Pck. bunter Rohkostsalat (Auehof, 400 g)
1 Pck. Beerenmischung (Gartenkrone, 750 g)
1 Pck. Brechbohnen (TK-Ware, 800 ml)

1 Pck. Rahmspinat (Gartenkrone, TK-Ware, 425 g)
1 Glas Diätkonfitüre (Grandessa oder Tamara)
2 Pck. Weinsauerkraut (Gartenkrone, 500 g)
1 Dose Ananas (Sweet Valley, 580 ml)
1 Dose Mandarin-Orangen (Sweet Valley, 314 ml)

Getränke
Kaffee (Amaroy, 500 g)
Tee
1 Pck. Karottensaft mit Honig (500 ml)
1 Pck. Orangensaft (Premium Direktsaft, 750 ml)
Mineralwasser

Die Rezepte

15. TAG

Frühstück: Käsebrote mit gerösteten Zwiebeln
(8 g Fett, ca. 235 kcal/Portion)
4 Scheiben Vollkornbrot
2 TL Bioreform Vitamin-Margarine
4 Tomaten
4 Scheiben Maasdamer
4 mittelgroße Zwiebeln
2 Zitronen

Die Brote mit Margarine bestreichen, die Tomaten in Scheiben schneiden (Stielansätze entfernen). Den Käse und die Tomaten auf den Broten verteilen. Die Zwiebeln hacken und in einer beschichteten Pfanne rösten. Die Zwiebeln über die Brote streuen.
Dazu: Kaffee oder Tee, und abschließend trinkt jede Person den Saft einer halben Zitrone inklusive Fruchtfleisch.
(Zubereitungszeit: 15 Min.)

Zwischenmahlzeit: Honigbrot
(4 g Fett, ca. 145 kcal/Portion)
4 Scheiben Vollkornbrot
2 TL Bioreform Vitamin-Margarine
4 TL Honig

Die Brote mit Margarine und Honig bestreichen.
(Zubereitungszeit: 2 Min.)

Mittagessen: Omelett mit Spargel
(13 g Fett, ca. 225 kcal/Portion)
1000 g Spargel (TK-Ware)
Jodsalz
2 Tabl. Süßstoff
1 EL Petersilie
8 Eier
etwas Mineralwasser
8 EL Mehl
8 EL Magerquark

Den aufgetauten Spargel in Salzwasser mit etwas Süßstoff erwärmen. Abtropfen lassen, mit Petersilie bestreuen und warm stellen. Aus den Eiern, Mineralwasser, Mehl und Quark einen Teig bereiten und dünne Omeletts ausbacken. Mit den Spargelstangen belegen und sofort servieren.
(Zubereitungszeit: 30 Min.)

Zwischenmahlzeit: Fertigsalat
(0 g Fett, ca. 35 kcal/Portion)
200 g bunter Rohkostsalat

Abendbrot: Frischkäsebrot mit Radieschen
(7 g Fett, ca. 180 kcal/Portion)
4 Scheiben Vollkornbrot
200 g Frischkäse »Cremerie« mit Kräutern
2 Radieschen
Jodsalz

Die Brotscheiben mit Frischkäse bestreichen. Anschließend die geputzten Radieschen raffeln und auf den Broten verteilen. Nach Geschmack mit Jodsalz würzen.
(Zubereitungszeit: 4 Min.)

16. TAG

Frühstück: Pikante Joghurtspeise
(4 g Fett, ca. 315 kcal/Portion)
8 Scheiben Vollkornbrot
2 Becher fettarmer Joghurt
Jodsalz, Süßstoff
3 Radieschen
1 EL Petersilie
2 EL Schnittlauch
weißer Pfeffer
2 Zitronen

Das Vollkornbrot zerbröseln, mit Joghurt verrühren, mit Salz, einer Prise Pfeffer und wenig flüssigem Süßstoff abschmecken. Die Radieschen putzen und waschen, in feine Scheiben und die Hälfte der Scheiben in dünne Streifen schneiden. Dann die Radieschenstreifen, Petersilie und Schnittlauch unter den Joghurt rühren. Die Speise auf Tellern mit dem Rest der Radieschenscheiben garnieren.
Dazu: Kaffee oder Tee, und abschließend trinkt jede Person den Saft einer halben Zitrone inklusive Fruchtfleisch.
(Zubereitungszeit: 15 Min.)

Zwischenmahlzeit: Knäckebrot mit Gurke
(0 g Fett, ca. 50 kcal/Portion)
200 g Salatgurke
4 Scheiben Knäckebrot
4 TL 8-Kräuter-Mischung

Die Gurke waschen, trockenreiben und in Scheiben schneiden. Das Knäckebrot mit Gurkenscheiben belegen. Mit der Kräutermischung bestreuen. (Zubereitungszeit: 3 Min.)

Mittagessen: Seelachs in Folie
(10 g Fett, ca. 390 kcal/Portion)
800 g Alaska-Seelachs-Filets
Jodsalz
Zitronensaft
1 kleine Zwiebel
2 TL Sonnenblumenöl
1 EL 8-Kräuter-Mischung
6 mittelgroße Kartoffeln
4 EL Tomatenketchup
4 TL Schmand
4 TL Butter

Das aufgetaute Fischfilet salzen und mit Zitronensaft beträufeln. Eine halbe Stunde ziehen lassen. Die Zwiebel klein hacken. Ein großes Stück Alufolie mit Öl bestreichen, den Fisch darauf legen. Zwiebelstückchen und 8-Kräuter-Mischung darüber streuen und die Folie gut verschließen. Die rohen, gebürsteten Kartoffeln mit Schale ebenfalls in Alufolie einwickeln. Den Fisch und die Kartoffeln im gut vorgeheizten Backofen etwa 20 Min. garen. Ketchup mit Schmand verrühren und zusammen mit Butterflöckchen auf den fertigen Fisch geben. (Zubereitungszeit: 45 Min.)

Zwischenmahlzeit: Beerenquark
(1 g Fett, ca. 120 kcal/Portion)
500 g Magerquark
0,2 l H-Milch
200 g Beeren

Quark und Milch glatt rühren. Die aufgetauten Beeren durch ein Sieb streichen und unter den Quark rühren.
(Zubereitungszeit: 5 Min.)

Abendbrot: Käsecremetoast
(11 g Fett, ca. 200 kcal/Portion)
4 Tomaten
4 Scheiben Dreikorntoast
1 Pck. Lachsschinken
3 EL fettarmer Joghurt
4 Eier
3 EL geriebener Emmentaler
Paprika edelsüß
Muskat
Jodsalz

Die Tomaten in Scheiben schneiden (Stielansätze entfernen), die Toastscheiben leicht rösten und mit den Tomatenscheiben und dem Lachsschinken (ohne Fettrand) belegen. Joghurt mit Eidotter und geriebenem Emmentaler kräftig verquirlen, mit Salz, Paprikapulver und Muskat abschmecken. Das zu Schnee geschlagene Eiweiß darunter heben. Diese Creme auf die belegten Toastscheiben streichen und im vorgeheizten Grill oder Backofen überbacken, bis die Creme goldgelb ist.
(Zubereitungszeit: 30 Min.)

17. TAG

Frühstück: Muntermacher
(7 g Fett, ca. 330 kcal/Portion)
4 Scheiben Vollkornbrot
2 TL Bioreform Vitamin-Margarine
4 EL Diätkonfitüre
4 Äpfel
500 g fettarmer Joghurt
4 TL Honig

½ l Karottensaft mit Honig
2 Zitronen

Die Brotscheiben mit Margarine und Konfitüre bestreichen. Die Äpfel raspeln, mit dem Joghurt und Honig vermischen. Pro Person ⅛ l Karottensaft servieren.
Dazu: Kaffee oder Tee, und abschließend trinkt jede Person den Saft einer halben Zitrone inklusive Fruchtfleisch.
(Zubereitungszeit: 10 Min.)

Zwischenmahlzeit: Knäckebrot mit Marmeladenquark
(0 g Fett, ca. 70 kcal/Portion)
4 EL Magerquark
4 EL Diätkonfitüre
4 Scheiben Knäckebrot

Den Quark mit etwas Wasser cremig rühren. Mit der Konfitüre vermengen und auf die Knäckebrote streichen.
(Zubereitungszeit: 3 Min.)

Mittagessen: Chinesischer Reis mit Salat
(5 g Fett, ca. 305 kcal/Portion)
160 g Reis
Jodsalz
400 g gekochter Hinterschinken
4 TL Currypulver
1 Kopf- oder Eisbergsalat
8 EL fettarmer Joghurt
2 TL 8-Kräuter-Mischung
Süßstoff

Den Reis in Salzwasser körnig kochen. Vom Schinken den Fettrand entfernen, dann in Scheiben schneiden. In der Pfanne anrösten, den Reis dazugeben und kurz mitbraten. Mit Salz und Curry abschmecken. Den Salat mit einer Marinade aus Joghurt, Salz, Süßstoff und der Kräutermischung zubereiten. (Zubereitungszeit: 20 Min.)

Zwischenmahlzeit: Je ein Apfel
(0 g Fett, ca. 65 kcal/Portion)

Abendbrot: Ei im Tomatenmantel
(12 g Fett, ca. 260 kcal/Portion)
4 große Tomaten
Jodsalz, weißer Pfeffer
Thymian
2 TL Sonnenblumenmargarine
4 Eier
1 EL Petersilie
4 Scheiben Vollkornbrot
2 TL Bioreform Vitamin-Margarine

Von den gewaschenen Tomaten die Deckel abschneiden, anschließend die Früchte mit einem Teelöffel aushöhlen. Mit Salz, Pfeffer und Thymian innen kräftig würzen. Dann in die Tomaten je ein Flöckchen der Sonnenblumenmargarine geben. Eine Auflaufform einfetten, die Tomaten hineingeben. Die Eier aufschlagen und in die Tomaten gleiten lassen. Im vorgeheizten Ofen etwa 15 Min. garen, dabei sollte das Eigelb noch weich bleiben. Anschließend mit Petersilie bestreuen. Die Brotscheiben mit Margarine bestreichen und mit den gefüllten Tomaten essen.
(Zubereitungszeit: 25 Min.)

18. TAG

Frühstück: Belegte Brote mit Grapefruits
(12 g Fett, ca. 310 kcal/Portion)
2 Grapefruits
4 Scheiben Vollkornbrot
4 TL Bioreform Vitamin-Margarine
4 Scheiben gekochter Hinterschinken (je ca. 50 g)
4 Scheiben Knäckebrot
2 EL Diätkonfitüre
2 Zitronen

Die Grapefruits durchschneiden und die Schnitze mit einem spitzen Messer lösen. Die Vollkornbrote mit Margarine bestreichen und mit Schinken belegen. Die Knäckescheiben mit Konfitüre bestreichen.
Dazu: Kaffee oder Tee, und abschließend trinkt jede Person den Saft einer halben Zitrone inklusive Fruchtfleisch.
(Zubereitungszeit: 10 Min.)

Zwischenmahlzeit: Kiwi-Joghurt
(2 g Fett, ca. 130 kcal/Portion)
4 TL Honig
1 Becher fettarmer Joghurt (500 g)
4 Kiwis

Den Honig mit Joghurt gut verrühren und mit den geschälten, in feine Scheiben geschnittenen Kiwis vermischen.
(Zubereitungszeit: 5 Min.)

Mittagessen: Lammsteaks mit Champignons und Bohnen (14 g Fett, ca. 385 kcal/Portion)
8 kleine Kartoffeln
400 g Champignons
Jodsalz
Pfeffer
Petersilie
1 Tasse Weißwein
400 g Lammsteaks
500 g Brechbohnen

Die Kartoffeln zum Kochen aufsetzen. Die Champignons putzen und blättrig schneiden und in wenig Wasser dünsten. Mit Salz, Pfeffer, Petersilie und Weißwein abschmecken. Die Lammsteaks von beiden Seiten braten, salzen und pfeffern. Die gut aufgetauten Bohnen kurz andünsten, mit Pfeffer und Salz würzen und mit den Champignons und den gepellten Kartoffeln zu den Lammsteaks essen.
(Zubereitungszeit: 30 Min.)

Zwischenmahlzeit: Gemüse
(0 g Fett, ca. 45 kcal/Portion)
4 Möhren
8 Tomaten

Pro Person eine Möhre und zwei Tomaten essen.

Abendbrot: Quarkkartoffeln
(2 g Fett, ca. 250 kcal/Portion)
8 Kartoffeln
500 g Magerquark
125 ml H-Milch

1 EL Basilikum
1 EL Petersilie
4 Zwiebeln (à 30 g)
100 g Gurke
2 EL Schnittlauch
Jodsalz, schwarzer Pfeffer

Die Kartoffeln waschen und gar kochen, dann pellen und abkühlen lassen. Den Quark in einer Schüssel mit der Milch verrühren. Basilikum und Petersilie hinzugeben. Die Zwiebeln und Gurke schälen und in kleine Würfel schneiden. Mit dem Schnittlauch in die Schüssel geben. Den Quark mit Pfeffer und Salz abschmecken und mit Kartoffeln servieren.
(Zubereitungszeit: 30 Min.)

19. TAG

Frühstück: Apfel-Joghurt-Müsli
(4 g Fett, ca. 175 kcal/Portion)
400 g fettarmer Joghurt
8 EL Orangensaft
4 TL Honig
1 Apfel
8 EL Haferflocken
2 Zitronen

Den Joghurt mit Orangensaft und Honig verrühren. Den Apfel in Scheiben schneiden und mit den Haferflocken zum Joghurt geben.
Dazu: Kaffee oder Tee, und abschließend trinkt jede Person den Saft einer halben Zitrone inklusive Fruchtfleisch.
(Zubereitungszeit: 5 Min.)

Zwischenmahlzeit: Marmeladenzwieback
(0 g Fett, ca. 110 kcal/Portion)
4 Scheiben Zwieback
80 g Diätkonfitüre

Zwieback mit Konfitüre bestreichen.
(Zubereitungszeit: 2 Min.)

Mittagessen: Spinatreis mit Spiegelei
(12 g Fett, ca. 455 kcal/Portion)
250 g Reis
2 Zwiebeln
3 EL Butter
400 g Rahmspinat
Jodsalz, weißer Pfeffer, Muskat
4 Eier

Den Reis in einer Schale mit heißem Salzwasser 15 Min. ausquellen lassen. In der Zwischenzeit die Zwiebeln schälen und klein hacken, dann in 2 EL Butter andünsten. Spinat und etwas Wasser zugeben, nach Geschmack mit Salz und Pfeffer würzen und im geschlossenen Topf auftauen lassen. In der Zwischenzeit in einer Pfanne die restliche Butter zerlassen, darin die Spiegeleier braten, salzen und pfeffern. Den aufgetauten Spinat mit dem Reis mischen, auf einem Teller verteilen und mit dem Spiegelei bedecken.
(Zubereitungszeit: 30 Min.)

Zwischenmahlzeit: Tomatenbrot
(3 g Fett, ca. 150 kcal/Portion)
4 Scheiben Vollkornbrot
2 TL Bioreform Vitamin-Margarine
6 Tomaten

Die Brotscheiben mit Margarine bestreichen. Die Tomaten in Scheiben schneiden (Stielansätze entfernen) und darauf legen. (Zubereitungszeit: 3 Min.)

Abendbrot: Hähnchenbrustfilets mit Toast
(3 g Fett, ca. 245 kcal/Portion)
1 Pck. Hähnchenbrustfilets
4 Scheiben Toastbrot
2 TL Butter

Die tiefgefrorenen, schon küchenfertig gewürzten Filets in die erhitzte Pfanne geben. Von jeder Seite ca. 3 Min. goldbraun braten. Zugedeckt bei mittlerer Hitze weitere 3–5 Minuten garen. Die Toastscheiben rösten, mit Butter bestreichen und zu den Hähnchenbrustfilets essen.
(Zubereitungszeit: 10 Min.)

20. TAG

Frühstück: Vollkornbrot mit Putenaspik
(7 g Fett, ca. 200 kcal/Portion)
4 Scheiben Vollkornbrot
2 TL Bioreform Vitamin-Margarine
1 Pck. Putenbrust in Aspik
1 EL Schnittlauch
2 Zitronen

Das Brot mit Margarine bestreichen. Das Putenaspik darauf legen. Mit Schnittlauch bestreuen.
Dazu: Kaffee oder Tee, und abschließend trinkt jede Person den Saft einer halben Zitrone inklusive Fruchtfleisch.
(Zubereitungszeit: 5 Min.)

Zwischenmahlzeit: Joghurt
(4 g Fett, ca. 140 kcal/Portion)
4 Becher fettarmer Joghurt »Cremadiso«

Mittagessen: Fischfilet mit Senfsauce
(6 g Fett, ca. 385 kcal/Portion)
800 g Alaska-Seelachs-Filets
Zitronensaft
8 kleine Kartoffeln
4 TL Sonnenblumenmargarine
4 EL Mehl
Senf
Jodsalz

Das aufgetaute Fischfilet mit Zitronensaft beträufeln und etwa eine halbe Stunde stehen lassen. Die Kartoffeln schälen und kochen. Aus Margarine, Mehl und etwas Wasser in einer Pfanne eine weiße Sauce bereiten, mit Senf und Salz abschmecken. Den Fisch in der Sauce auf kleiner Flamme gar ziehen lassen. Dazu Salzkartoffeln essen.
(Zubereitungszeit: 45 Min.)

Zwischenmahlzeit: Rohe Möhren
(0 g Fett, ca. 45 kcal/Portion)
8 große Möhren
Zitronensaft

Die Möhren raspeln und mit einigen Zitronenspritzern vermischen.
(Zubereitungszeit: ca. 3 Min.)

Abendbrot: Blumenkohlsuppe mit Schinken
(13 g Fett, ca. 285 kcal/Portion)
1 großer Blumenkohl
4 TL Butter
3 EL Mehl
200 g gekochter Hinterschinken
Muskat
Jodsalz
4 Eigelb
400 g fettarmer Joghurt
2 TL Petersilie

Den Blumenkohl in Salzwasser nicht zu weich kochen. Die Butter zerlassen, das Mehl hinzugeben und unter Rühren hellgelb werden lassen. Das Gemüsewasser nach und nach zugeben und bei kleiner Flamme kochen. Den Schinken und den Blumenkohl in kleine Stücke schneiden und in die Suppe geben. Mit Muskat und Salz abschmecken und kurz vor dem Anrichten den mit dem Eigelb verquirlten Joghurt beimischen. Mit Petersilie bestreuen.
(Zubereitungszeit: 30 Min.)

21. TAG

Frühstück: Belegte Brote
(11 g Fett, ca. 272 kcal/Portion)
8 Scheiben Vollkornbrot
4 TL Bioreform Vitamin-Margarine
4 Scheiben Maasdamer
2 Ecken Schmelzkäse
2 Zitronen

Die Brote mit Margarine bestreichen. vier Scheiben mit Maasdamer, die anderen vier mit je einer halben Ecke Schmelzkäse belegen.
Dazu: Kaffee oder Tee, und abschließend trinkt jede Person den Saft einer halben Zitrone inklusive Fruchtfleisch.
(Zubereitungszeit: 5 Min.)

Zwischenmahlzeit: Vitamindrink
(0 g Fett, ca. 105 kcal/Portion)
8 Kiwis
2 EL Zitronensaft
Mineralwasser

Die geschälten Kiwis mit Zitronensaft pürieren. Mit Mineralwasser auffüllen.
(Zubereitungszeit: ca. 3 Min.)

Mittagessen: Fleischspieß
(7 g Fett, ca. 215 kcal/Portion)
4 Schweinefilets (je 150 g)
Jodsalz
schwarzer Pfeffer
600 g Sauerkraut
4 EL Ananas (Dose)
4 EL Mandarin-Orangen (Dose)
weißer Pfeffer

Die aufgetauten Filets in Stücke schneiden, auf vier Spieße stecken und grillen. Danach mit Salz und schwarzem Pfeffer würzen. Das Sauerkraut mit einer Gabel zerpflücken. Ananas und Mandarin-Orangen untermengen und mit Salz und weißem Pfeffer abschmecken.
(Zubereitungszeit: 20 Min.)

Zwischenmahlzeit: Fertigsalat
(0 g Fett, ca. 35 kcal/Portion)
200 g bunter Rohkostsalat

Abendbrot: Paprikakartoffeln
(8 g Fett, ca. 255 kcal/Portion)
2 mittelgroße Zwiebeln
8 Tomaten
2 große Paprikaschoten
8 mittelgroße Kartoffeln
1 EL Instantbrühe
600 g Katenschinken, gewürfelt
Jodsalz, weißer Pfeffer
Paprika edelsüß

Die Zwiebeln fein hacken, Tomaten vierteln (Stielansätze entfernen). Die gewaschenen Paprikaschoten entkernen und in feine Streifen schneiden. Kartoffeln schälen und in Scheiben schneiden. Alles zusammen mit vier Tassen Wasser und der Instantbrühe in einem Topf zum Kochen bringen. Zugedeckt etwa 20 Min. bei milder Hitze dünsten. Die Schinkenwürfel zugeben und weitere 5 Min. ziehen lassen. Mit Salz, Pfeffer und Paprikapulver abschmecken.
(Zubereitungszeit: 40 Min.)

Die vierte Woche

Einkaufszettel für die vierte Woche

Brot und Mehlprodukte

4 Pck. Vollkornbrot (Volllka Unser Kerniges, 500 g)
2 Pck. Knäckebrot (250 g)
12 Brötchen
4 Baguettebrötchen
1 Pck. Zwieback (Brandt)
1 Pck. Paniermehl (Lachende Köchin, 400 g)
1 Pck. Nudeln (Landvogt, 500 g)

Milch, Milchprodukte, Eier

3 l H-Milch (Milfina, 1,5 %)
7 Pck. Magerquark (Milfina, 500 g)
3 Becher fettarmer Joghurt (Milfina, 500 g)
4 Becher fettarmer Joghurt (Cremadiso, 250 g)
4 Becher probiotischer Joghurt Bourbon Vanille (BI'AC, 150 g)
1 Pck. H-Sahne 4 % (Milfina, 340 ml)
1 Pck. Maasdamer (Sonnenhof, 200 g)
2 Pck. Eier (10er-Packung, Gewichtsklasse M)
1 Pck. Kondensmilch

Fleisch, Wurst und Fisch

1 Pck. Alaska-Seelachs-Filet (M & M, TK-Ware, 1000 g)
3 Pck. Putenbrust in Scheiben (Ponnart, 100 g)
3 Pck. Lachsschinken (Schwarz Cranz, 100 g)
2 Pck. Putenbrust in Aspik (Schulte, 125 g)
2 Pck. Schinkenroulade (Sauels, 100 g)
1 Pck. Hähnchenbrustfilets (Gut Weissenhaus, TK-Ware, 500 g)
1 Pck. Hinterschinken, gekocht (Sauels, 200 g)

Öle und Fette
1 Pck. Butter (Milfina, 250 g)

Gewürze
1 Pck. Thymian
1 Pck. Kümmel
1 Pck. Vanillinzucker (Remiga)
Falls andere der für die vergangenen drei Wochen gekauften Gewürze bereits verbraucht sind, frischen Sie Ihren Bestand wieder auf (siehe Einkaufszettel 1. bis 3. Woche).

Gemüse und Obst
4 Bananen
14 Äpfel
12 Orangen
16 Zitronen
4 Kiwis
1 großer Blumenkohl (ca. 1000 g)
2 Brokkoli
1 große Paprikaschote (ca. 200 g)
1 Bund Lauchzwiebeln
2 Köpfe Eisbergsalat
3 Bund Radieschen
2 Salatgurken
50 Tomaten
1,9 kg Möhren (16 Stück)
2,5 kg Kartoffeln
1 kg Zwiebeln (falls aus der Vorwoche keine mehr übrig sind)

Fertigprodukte
1 Pck. griechischer Krautsalat (Auehof, 400 g)
1 Glas flüssiger Honig (Goldland)
1 Dose Ananas (Sweet Valley, 580 ml)
1 Dose Thunfisch in Öl
1 Dose Ölsardinen (Ocean Steamer, 125 g)
1 Pck. Beerenmischung (Gartenkrone, TK-Ware, 750 g)

Getränke
Kaffee (Amaroy, 500 g)
Tee
1 Pck. Karottensaft mit Honig (550 ml)
1 Pck. Orangensaft (Premium Direktsaft, 750 ml)
Mineralwasser

Die Rezepte

22. TAG

Frühstück: Porridge mit Kräuterknäcke
(11 g Fett, ca. 380 kcal/Portion)
200 g Magerquark
4 TL Olivenöl
0,6 l H-Milch
2 TL Petersilie
2 TL Schnittlauch
8 Scheiben Knäckebrot
80 g Haferflocken
4 TL Honig
0,4 l Karottensaft mit Honig
2 Zitronen

Den Quark mit Öl und Milch glatt rühren, die Kräuter darunter mischen und damit die Knäckebrotscheiben bestreichen. Die Haferflocken kochen, bis ein dicker Brei entsteht. Mit Honig süßen und unmittelbar vor dem Essen mit Milch übergießen.
Dazu: Möhrensaft sowie Kaffee oder Tee, und abschließend trinkt jede Person den Saft einer halben Zitrone inklusive Fruchtfleisch.
(Zubereitungszeit: 20 Min.)

Zwischenmahlzeit: Joghurt
(4 g Fett, ca. 140 kcal/Portion)
4 Becher fettarmer Joghurt »Cremadiso«

Mittagessen: Nudel-Ananas-Salat
(3 g Fett, ca. 400 kcal/Portion)
120 g Nudeln
500 g Ananas (Dose)
2 Äpfel
4 Lauchzwiebeln
250 g Putenbrust
500 g fettarmer Joghurt
Jodsalz
weißer Pfeffer
Currypulver
4 EL Petersilie

Die Nudeln in Salzwasser garen, abgießen und abtropfen lassen. Ananas, Äpfel und Zwiebeln klein schneiden, Putenbrust würfeln. Den Magerjoghurt mit Ananassaft verrühren, mit Salz, Pfeffer und Currypulver abschmecken. Mit den vorbereiteten Zutaten mischen. Anschließend die Petersilie darüber streuen.
(Zubereitungszeit: 30 Min.)

Zwischenmahlzeit: Knäckebrot mit Kräutern
(4 g Fett, ca. 100 kcal/Portion)
4 Scheiben Knäckebrot
2 TL Bioreform Vitamin-Margarine
4 TL 8-Kräuter-Mischung

Das Knäckebrot mit der Margarine bestreichen. Anschließend die Kräutermischung darüber streuen.
(Zubereitungszeit: 3 Min.)

Abendbrot: Thunfisch auf Toast
(12 g Fett, ca. 295 kcal/Portion)
4 Scheiben Dreikorntoast
4 Tomaten
8 Salatblätter
Jodsalz
Thymian
300 g Thunfisch in Öl
Schnittlauch

Die Toastscheiben leicht rösten. Diagonal durchschneiden, sodass acht Dreiecke entstehen. Die Tomaten in Scheiben schneiden (Stielansätze entfernen). Die gewaschenen Salatblätter und die Tomatenscheiben auf den Toastecken verteilen, mit wenig Salz und etwas Thymian bestreuen und den Thunfisch obenauf legen. Mit Schnittlauch bestreuen. (Zubereitungszeit: 10 Min.)

23. TAG

Frühstück: Schinkenknäcke mit Paprika und Käse
(12 g Fett, ca. 260 kcal/Portion)
8 Scheiben Knäckebrot
2 TL Senf
1 Pck. Lachsschinken ohne Fettrand
8 Scheiben Maasdamer
1 Paprika (ca. 200 g)
4 EL Schnittlauch
2 Zitronen

Die Knäckebrotscheiben mit Senf bestreichen. Schinken- und Käsescheiben darauf anrichten. Die Paprika würfeln und mit dem Schnittlauch darüber streuen.

Dazu: Kaffee oder Tee, und abschließend trinkt jede Person den Saft einer halben Zitrone inklusive Fruchtfleisch.
(Zubereitungszeit: 10 Min.)

Zwischenmahlzeit: Joghurt
(4 g Fett, ca. 140 kcal/Portion)
4 Becher probiotischer Joghurt Bourbon Vanille

Mittagessen: Backkartoffeln mit Kräuterquark
(8 g Fett, ca. 230 kcal/Portion)
400 g Kartoffeln
Kümmel
600 g Magerquark
4 TL Sonnenblumenöl
0,2 l H-Milch
1 TL Schnittlauch

Die Kartoffeln mit einer Bürste unter fließendem Wasser reinigen. In der Länge halbieren. Die Schnittflächen in Kümmel tauchen, auf ein Backblech setzen und im Ofen so lange backen, bis die Kartoffeln weich sind. In der Zwischenzeit den Quark mit Öl und Milch verrühren und Schnittlauch darüber streuen.
(Zubereitungszeit: 30 Min.)

Zwischenmahlzeit: Fertigsalat
(0 g Fett, ca. 75 kcal/Portion)
200 g griechischer Krautsalat

Abendbrot: Putenaspik auf Brot mit Möhren-Apfel-Rohkost (11 g Fett, ca. 285 kcal/Portion)
4 Scheiben Vollkornbrot
4 TL Bioreform Vitamin-Margarine
4 kleine Möhren (je ca. 75 g)
4 Äpfel
Zitronensaft
weißer Pfeffer
2 Pck. Putenbrust in Aspik

Das Brot mit Margarine bestreichen. Möhren und Äpfel schälen, Kerngehäuse der Äpfel herausschneiden und alles grob raffeln. Mit Zitronensaft und Pfeffer abschmecken. Das Putenaspik und die Möhren-Apfel-Rohkost auf den Brotscheiben verteilen.
(Zubereitungszeit: 10 Min.)

24. TAG

Frühstück: Radieschenbrot mit Ei
(12 g Fett, ca. 230 kcal/Portion)
4 Eier
4 Scheiben Vollkornbrot
2 TL Bioreform Vitamin-Margarine
1 Bund Radieschen
2 Zitronen

Die Eier weich kochen. Die Brote mit Margarine bestreichen, mit Radieschenscheiben belegen und etwas salzen. Zum Brot das Ei essen.
Dazu: Kaffee oder Tee, und abschließend trinkt jede Person den Saft einer halben Zitrone inklusive Fruchtfleisch.
(Zubereitungszeit: 10 Min.)

Zwischenmahlzeit: Je ein Apfel
(0 g Fett, ca. 65 kcal/Portion)

Mittagessen: Fischtopf mit Petersilienkartoffeln
(6 g Fett, ca. 340 kcal/Portion)
800 g Alaska-Seelachs-Filets
Zitronensaft
8 Tomaten
2 Zwiebeln
Jodsalz
4 TL Sonnenblumenmargarine
8 kleine Kartoffeln
1 EL Petersilie

Das aufgetaute Fischfilet mit Zitronensaft beträufeln und etwa eine halbe Stunde stehen lassen. Die Tomaten (Stielansätze entfernen) und Zwiebeln in Scheiben schneiden. Den Fisch mit Salz einreiben und in eine feuerfeste Form legen. Mit Margarineflöckchen bestreuen und mit Zwiebelringen und Tomatenscheiben belegen. Im Backofen oder auf dem Herd mit geschlossenem Deckel etwa 15 Min. dünsten lassen. Die gleichzeitig gekochten Salzkartoffeln mit Petersilie bestreuen.
(Zubereitungszeit: 45 Min.)

Zwischenmahlzeit: Bananenmilch
(3 g Fett, ca. 155 kcal/Portion)
2 kleine Bananen
0,8 l H-Milch
Zitronensaft
Süßstoff

Die Bananen mit einer Gabel zerdrücken, die Milch zugeben und verquirlen. Mit Zitronensaft und Süßstoff abschmecken und in 4 große Becher gießen.
(Zubereitungszeit: vier Min.)

Abendbrot: Schinkenbrot und grüne Gurke
(6 g Fett, ca. 225 kcal/Portion)
4 Scheiben Vollkornbrot
4 Scheiben Hinterschinken
2 Salatgurken
Jodsalz

Die Brotscheiben mit dem Schinken belegen. Die Gurken waschen und mit der Schale in dünne Scheiben schneiden. Leicht salzen. Die Brote mit den Gurkenscheiben verzehren.
(Zubereitungszeit: 10 Min.)

25. TAG

Frühstück: Honigzwieback und Käsebrötchen mit Ei und Orangensaft (7 g Fett, ca. 475 kcal/Portion)
8 große Orangen
evtl. Süßstoff
4 Eier
4 Scheiben Zwieback
2 EL Honig
4 Brötchen
3 EL Frischkäse mit Kräutern
2 Zitronen

Die Orangen auspressen, in vier Gläser füllen, evtl. mit Süßstoff nachsüßen. Die Eier weich kochen, derweil die Zwiebäcke mit Honig bestreichen, die Brötchen aufschneiden und mit Frischkäse bestreichen.
Dazu: Kaffee oder Tee, und abschließend trinkt jede Person den Saft einer halben Zitrone inklusive Fruchtfleisch.
(Zubereitungszeit: 10 Min.)

Zwischenmahlzeit: Tomatenbrot
(3 g Fett, ca. 114 kcal/Portion)
4 Scheiben Vollkornbrot
2 TL Bioreform Vitamin-Margarine
6 Tomaten

Das Brot mit Margarine bestreichen. Die Tomaten in Scheiben schneiden (Stielansätze entfernen) und darauf legen.
(Zubereitungszeit: 3 Min.)

Mittagessen: Topfenpalatschinken
(12 g Fett, ca. 335 kcal/Portion)
4 Eier
0,2 l H-Milch
Mehl
Jodsalz
4 TL Butter
2 Pck. Magerquark
Vanillinzucker
etwas abgeriebene Zitronenschale

Aus den Eiern, 150 ml Milch, Mehl und etwas Salz einen Teig zubereiten. Mit der Butter in einer beschichteten Pfanne acht dünne Pfannkuchen backen. Den Quark mit den

übrigen Zutaten glatt rühren und auf die Pfannkuchen streichen. Diese aufrollen, mit der restlichen Milch übergießen und im vorgeheizten Ofen kurz überbacken.
(Zubereitungszeit: 20 Min.)

Zwischenmahlzeit: Orangenquark
(0 g Fett, ca. 185 kcal/Portion)
500 g Magerquark
4 TL Zucker
4 Orangen

Den Quark mit etwas Wasser und einem elektrischen Rührstab oder einem Schneebesen schaumig rühren. Mit dem Zucker und den in kleine Stücke geschnittenen Orangen verquirlen.
(Zubereitungszeit: 5 Min.)

Abendbrot: Blumenkohlrohkost mit Quarkcreme und Schinken (7 g Fett, ca. 240 kcal/Portion)
1000 g Blumenkohl
4 Tomaten
4 EL Magerquark
250 g fettarmer Joghurt
2 Eigelb
3 EL Tomatenketchup
Jodsalz
Süßstoff
Zitronensaft
1 EL Petersilie
2 Pck. Lachsschinken
4 Scheiben Knäckebrot

Den Blumenkohl gründlich waschen und in ganz kleine Röschen zerpflücken. Die Tomaten vierteln (Stielansätze entfernen). Den Magerquark mit Joghurt, Eigelb und Ketchup verrühren und mit Salz, Süßstoff und Zitronensaft abschmecken. Mit Petersilie und den Tomatenvierteln anrichten. Dazu Lachsschinken (ohne Fettrand) und Knäckebrot essen.
(Zubereitungszeit: 20 Min.)

26. TAG

Frühstück: Sultaninenquark
(9 g Fett, ca. 350 kcal/Portion)
1 Pck. Magerquark
Zitronensaft
8 EL Sultaninen
4 Brötchen
4 TL Bioreform Vitamin-Margarine
4 Äpfel
2 Zitronen

Den Quark mit wenig Wasser cremig rühren. Mit etwas Zitronensaft abschmecken und die Sultaninen darunter rühren. Die Brötchen mit Margarine bestreichen.
Dazu: je Portion einen Apfel und Kaffee oder Tee, und abschließend trinkt jede Person den Saft einer halben Zitrone inkl. Fruchtfleisch.
(Zubereitungszeit: 5 Min.)

Zwischenmahlzeit: Honigbrot
(4 g Fett, ca. 140 kcal/Portion)
4 Scheiben Vollkornbrot
2 TL Bioreform Vitamin-Margarine
2 TL Honig

Die Brote mit Margarine und Honig bestreichen.
(Zubereitungszeit: 3 Min.)

Mittagessen: Hähnchenbrust in Senfsauce
(16 g Fett, ca. 434 kcal/Portion)
4 Hähnchenbrustfilets
3 EL Butterschmalz
2 kleine Zwiebeln
4 EL trockener Weißwein
4 EL Senf
4 TL H-Sahne
Zitronensaft
Petersilie
Jodsalz, weißer Pfeffer
4 Baguettebrötchen

Die aufgetauten und bereits küchenfertig gewürzten Hähnchenbrüste in einer Pfanne in 2 EL heißem Butterschmalz rundum 5 Min. kräftig anbraten. Aus der Pfanne nehmen und in Folie gepackt beiseite legen. Die Zwiebeln fein hacken und im restlichen Butterschmalz weich dünsten. Mit dem Wein ablöschen, den Senf und die Sahne hinzufügen und alles mit einem kleinen Schneebesen durchrühren. 10 Min. köcheln, bis sich die Sauce gut verbunden hat. Mit Salz, Pfeffer, Zitronensaft abschmecken. Die Hähnchen-

brüste mit dem ausgetretenen Fleischsaft wieder in die Sauce geben und kurz erhitzen. Alles in eine Schale geben und mit Petersilie bestreuen. Mit den Baguettebrötchen essen.
(Zubereitungszeit: 25 Min.)

Zwischenmahlzeit: Rohe Möhren
(0 g Fett, ca. 25 kcal/Portion)
8 Möhren
Zitronensaft

Die Möhren raspeln und mit einigen Spritzern Zitronensaft vermischen.
(Zubereitungszeit: ca. 3 Min.)

Abendbrot: Champignonsalat mit Tomaten
(10 g Fett, ca. 205 kcal/Portion)
4 Tomaten
1 Eisbergsalat
400 g frische Champignons
4 EL Sonnenblumenöl
2–3 EL Zitronensaft
2 EL Tafelsenf
Jodsalz, weißer Pfeffer
4 Scheiben Vollkornbrot

Die Tomaten würfeln (Stielansätze entfernen). Den Eisbergsalat zerpflücken. Die Champignons säubern, im Öl braten, mit den Tomatenwürfeln auf die Salatblätter legen. Mit Öl, Zitronensaft, Senf, Salz und Pfeffer anmachen. Dazu das Vollkornbrot essen.
(Zubereitungszeit: 20 Min.)

27. TAG

Frühstück: Käsebrötchen und Tomatenbrot
(13 g Fett, ca. 340 kcal/Portion)
4 Tomaten
4 Brötchen
4 TL Bioreform Vitamin-Margarine
4 dünne Scheiben Gouda
4 Scheiben Vollkornbrot
Jodsalz, weißer Pfeffer
2 Zitronen

Die Tomaten in Scheiben schneiden (Stielansätze entfernen). Die Brötchen aufschneiden, mit Margarine bestreichen und mit den Käsescheiben belegen. Die Vollkornbrote ebenfalls mit Margarine bestreichen und mit den Tomatenscheiben belegen. Salzen und pfeffern.
Dazu: Kaffee oder Tee, und abschließend trinkt jede Person den Saft einer halben Zitrone inklusive Fruchtfleisch.
(Zubereitungszeit: 8 Min.)

Zwischenmahlzeit: Kiwi mit Joghurt
(2 g Fett, ca. 125 kcal/Portion)
2 TL Honig
1 Becher fettarmer Joghurt (500 g)
4 Kiwis

Den Honig mit dem Joghurt verrühren und mit den geschälten, in Scheibchen geschnittenen Kiwis vermischen.
(Zubereitungszeit: 5 Min.)

Mittagessen: Brokkoli-Nudeln
(2 g Fett, ca. 260 kcal/Portion)
200 g Nudeln
Jodsalz
2 Brokkoli
2 Tassen Instantbrühe
4 TL Schmand
2 EL geriebener Emmentaler

Die Nudeln in Salzwasser kochen. Den Brokkoli putzen und klein schneiden, in der Gemüsebrühe 6–8 Min. garen. Schmand darunter rühren und mit den Nudeln mischen. Anschließend geriebenen Käse darüber streuen.
(Zubereitungszeit: 30 Min.)

Zwischenmahlzeit: Fertigsalat
(0 g Fett, ca. 75 kcal/Portion)
200 g griechischer Krautsalat

Abendbrot: Sardinenimbiss
(11 g Fett, ca. 260 kcal/Portion)
8 Blatt Eisbergsalat
4 Ölsardinen
1 Zwiebel
4 Tomaten
4 hart gekochte Eier
4 Scheiben Vollkornbrot
1 Zitrone
Jodsalz
weißer Pfeffer
4 TL Schnittlauch

Die Salatblätter waschen, abtropfen lassen. Ölsardinen auf Küchenpapier legen, damit das Öl aufgesaugt wird. Zwiebel abziehen, in sehr feine Ringe schneiden. Tomaten waschen (Stielansätze entfernen) und in Scheiben schneiden. Eier schälen und in Scheiben schneiden. Die Brotscheiben mit je zwei Salatblättern belegen. In der Mitte je eine Ölsardine und daneben schuppenförmig die Ei- und Tomatenscheiben anrichten. Zwiebelringe darauf verteilen. Die Brotscheiben mit dem Saft der Zitrone beträufeln und mit Salz und Pfeffer würzen. Zum Schluss mit Schnittlauch bestreuen.
(Zubereitungszeit: 20 Min.)

28. TAG

Frühstück: Zwieback mit Beerenquark
(4 g Fett, ca. 535 kcal/Portion)
0,4 l H-Milch
200 g Magerquark
Süßstoff
400 g Beeren
12 Stück Zwieback
2 Zitronen

Milch, Quark, Süßstoff und die aufgetauten Beeren (mit Schneebesen oder im Mixer) pürieren und in vier Portionen aufteilen. Mit dem Zwieback servieren.
Dazu: Kaffee oder Tee, und abschließend trinkt jede Person den Saft einer halben Zitrone inklusive Fruchtfleisch.
(Zubereitungszeit: 10 Min.)

Zwischenmahlzeit: Bananenmix
(3 g Fett, ca. 220 kcal/Portion)
2 Bananen
0,5 l H-Milch
Süßstoff
4 Scheiben Knäckebrot
2 TL Bioreform Vitamin-Margarine

Die Bananen mit einer Gabel zerdrücken und mit Milch und Süßstoff gut verquirlen. Das Knäckebrot mit Margarine bestreichen und dazu essen.
(Zubereitungszeit: 4 Min.)

Mittagessen: Bratfisch mit Tomatensalat
(12 g Fett, ca. 460 kcal/Portion)
800 g Alaska-Seelachs-Filets
Zitronensaft
4 mittelgroße Kartoffeln
½ Zitrone
16 mittelgroße Tomaten
2 mittelgroße Zwiebeln
2 TL Sonnenblumenöl
4 EL Essig
1 TL Senf
Jodsalz, weißer Pfeffer
1 EL Petersilie
2 EL Mehl
3 EL Kondensmilch
4 EL Paniermehl
3 EL Sonnenblumenmargarine

Die aufgetauten Fischfilets mit Zitronensaft beträufeln und eine halbe Stunde stehen lassen. Salzkartoffeln zum Kochen aufsetzen. Die Zitronenhälfte in vier Spalten zerschneiden. Für den Salat die Tomaten in dünne Scheiben schneiden (Stielansätze entfernen). Die Zwiebeln zerhacken. Aus Öl, Essig, Senf und den Zwiebeln eine Marinade rühren, mit Salz und Pfeffer abschmecken und die Tomaten darin ziehen lassen. Mit Petersilie bestreuen. Den Fisch salzen, pfeffern, in Mehl, danach in Kondensmilch und in Paniermehl wenden. In heißem Fett in einer beschichteten Pfanne braten. Mit je einer Zitronenspalte anrichten. Dazu pro Person eine gepellte Salzkartoffel.
(Zubereitungszeit: 45 Min.)

Zwischenmahlzeit: Gemüseteller
(0 g Fett, ca. 35 kcal/Portion)
2 Bund Radieschen
4 Möhren (je ca. 100 g)

Die Radieschen und Möhren putzen. Auf vier Tellern verteilen.
(Zubereitungszeit: 5 Min.)

Abendbrot: Wurstbrot (12 g Fett, ca. 220 kcal/Portion)
4 EL Tomatenketchup
1/2 TL Currypulver
4 Scheiben Vollkornbrot
1 Zwiebel
200 g Schinkenroulade
500 g Magerquark
Süßstoff
etwas Vanillinzucker

Ketchup mit Currypulver verrühren. Die Brotscheiben in der Mitte durchschneiden und mit dem Curryketchup bestreichen. Die Zwiebel in Ringe zerschneiden. Die Wurstscheiben und die Zwiebelringe auf die Brote legen und diese zusammenklappen. Den Quark mit etwas Wasser cremig rühren, mit Süßstoff und Vanillinzucker abschmecken. Zu den Broten essen.
(Zubereitungszeit: 15 Min.)

Wie Sie mit Walking Ihrem Fett den Garaus machen

Mit Fitnessübungen können Sie den Erfolg Ihrer Diät noch verstärken. Zu den effektivsten Fettschmelzern gehört das Gehen, auch »Walking« genannt. Denn es ist auch für Trainingseinsteiger ideal: Die Bewegungen sind rund und weich, ein Fuß bleibt immer am Boden. Auch der Rücken wird weniger belastet als beim schnelleren Laufen. Deshalb ist das Walking für stark Übergewichtige ebenfalls sehr gut geeignet. Zweiter Vorteil: Das Walking kräftigt die Muskeln, die selbst im Ruhezustand noch Fett verbrennen. Wenn sich das Verhältnis von Muskeln zu Fett zugunsten der Muskulatur verschiebt, heißt das: Sie können mehr essen, ohne zuzunehmen. Drittens: Regelmäßiges Gehen dämpft den Appetit, weil es die Leber anregt, mehr Zucker freizusetzen. Dadurch wird dem Gehirn signalisiert, dass man satt ist. Viertens: Walking macht den Körper unempfindlicher gegen den Stress, der oft dazu führt, dass man mehr isst als nötig.
Allerdings kommt es nicht nur darauf an, *dass,* sondern auch, *wie* Sie gehen. Das ideale Walking ist leicht und rhythmisch, wobei Sie gleichmäßig ausschreiten und über die ganze Fußsohle ablaufen. Vermeiden Sie Hüftdrehungen, und achten Sie darauf, dass die drei Gewichtsmassen des Körpers – Kopf, Brust und Becken – in einer Senkrechten übereinander stehen.
Aber marschieren Sie am ersten Tag nicht gleich stramm los. Es gibt beim Walking verschiedene Möglichkeiten, vom normalen Gehen bis zum Langstreckenlauf. Probieren Sie aus, was Ihnen liegt, und steigern Sie langsam (!) Ihr Tempo.

1. Das normale Gehen

Man tut es automatisch, ohne sich um das Tempo zu kümmern. Typisch dafür ist eine Durchschnittsgeschwindigkeit von vier bis fünf Kilometern pro Stunde.

Dieses normale Gehen ist vor und nach den Mahlzeiten zu empfehlen, selbst wenn Sie dafür nur eine Viertelstunde zur Verfügung haben. Vor dem Essen kann es tatsächlich den Appetit zügeln und verhindern, dass Sie beim Essen zu viel in sich hineinstopfen.

2. Das schnelle Walking

Davon spricht man, wenn das Tempo und die Dauer gesteigert werden, um das Herz zu kräftigen. Anhaltendes schnelles Atmen, während Arme und Beine bewegt werden, trainiert Herz und Lunge. Man sollte mindestens 15, im Idealfall 50 Minuten lang pro Tag laufen. Sie können auch im raschen Tempo bergauf oder mit Gewichten an den Händen gehen, um die Muskeln zu stärken. Aber übertreiben Sie es nicht! Wenn Sie in schlechter körperlicher Verfassung sind, kann schon ein Tempo von fünf Kilometern in der Stunde nach 15 bis 30 Minuten das Herz belasten. Wenn Sie sich dagegen fit fühlen, sollten Sie etwa 30 bis 40 Minuten lang sechs bis acht Stundenkilometer beibehalten können.

3. Langstreckenmarsch

Ehe Sie sich eine längere Strecke von zehn oder mehr Kilometern zumuten, sollten Sie sich ärztlich untersuchen lassen und mehrere Testwanderungen unternehmen. Dabei können Sie Ihr Tempo und Ihre Ausdauer prüfen.

Ob Sie sich nun für langsames, schnelles oder weites Walking entscheiden – Hauptsache, Sie tun es. Denn das Walking ist die wirkungsvollste Übung zur Verbesserung Ihrer

Kondition. Es lässt in Ihrem Körper das überflüssige Fett schmelzen und beansprucht mehr Muskeln als die meisten anderen Trainingsarten. Laufen Sie deshalb so oft wie möglich – es ist der beste Fettkiller, der sich denken lässt.

Die ALDI-Single-Fatburner-Diät für Berufstätige

Wie schon bei der Brot-Blitzdiät und der Single-Wochenenddiät ist auch diese Diät für den berufstätigen Single konzipiert, der den ganzen Tag im Büro sitzt und keine Möglichkeit hat, ein komplettes Mittagessen zu kochen. Alle Gerichte dieser Diät können deshalb morgens eingepackt und als Lunchpaket zur Arbeit mitgenommen werden. Und das ist nicht der einzige Vorteil: Für Frühstück, Mittag- und Abendessen gibt es verschiedene Möglichkeiten, die untereinander austauschbar sind. Wenn Ihnen also eine der folgenden Mahlzeiten besonders gut schmeckt, können Sie sie jeden Tag essen. Entscheidend ist nur, dass Sie die vorgeschriebene Fettmenge von 30 g pro Tag nicht überschreiten.
Die folgenden Rezepte gelten für **eine** Person.

Die erste Woche

Einkaufszettel für die erste Woche

Brot und Mehlprodukte

1 Pck. Dreikorntoast (500 g)
1 Pck. Vollkornbrot (Vollka Unser Kerniges, 500 g)
3 Brötchen
1 Pck. Knäckebrot (250 g)
1 Pck. Mehl (Sonnenstrahl, 1 000 g)
1 Pck. Reis (parboiled, 500 g)

Milch, Milchprodukte, Eier

1 Pck. Frischkäse mit Kräutern (Cremerie, 150 g)
1 Pck. Magerquark (Milfina, 500 g)
1 Becher fettarmer Joghurt (Cremadiso, 250 g)
1 Pck. körniger Frischkäse (Bayernland, 200 g)
1 Pck. Maasdamer (Sonnenhof, 200 g)
1 Pck. probiotischer Fitnessdrink (Vollfit, 4 × 125 g)
1 Pck. probiotischer Joghurt Bourbon Vanille (BI'AC, 150 g)
1 Pck. Eier (10er-Packung, Gewichtsklasse M)
1 Pck. Schmand (Milfina, 200 g)
1 Pck. Schmelzkäsescheiben (Alpenmark, 200 g)

Fleisch, Wurst und Fisch

1 Pck. Alaska-Seelachs-Filets (M & M, TK-Ware, 1 000 g)
1 Pck. Rindersteaks (Prevora, TK-Ware, 400 g)
1 Pck. Hähnchenbrustfilets (Gut Weissenhaus, TK-Ware, 500 g)
1 Pck. Nordseekrabben (100 g)
1 Pck. Räucherlachs (200 g)
1 Pck. Fischstäbchen (Almare, 450 g)

1 Pck. Schweinefilets (Prevora, TK-Ware, 400 g)
2 Pck. Lachsschinken (Schwarz Cranz, 100 g)
1 Pck. gekochter Hinterschinken in Scheiben (Sauels, 200 g)
1 Pck. geräucherter Knochenschinken (Abraham, 200 g)

Öle und Fette
1 Pck. Bioreform Vitamin-Margarine (Bellasan, 500 g)
1 Pck. Sonnenblumenmargarine (Bellasan, 500 g)
1 Fl. Olivenöl (750 ml)
1 Fl. Sonnenblumenöl (Bellasan, 1000 ml)

Gewürze
1 Glas Delikatess-Senf, mittelscharf (Kim, 250 ml)
1 Pck. Jodsalz
je 1 Pck. Pfeffer, weiß und schwarz (Portland)
1 Pck. Petersilie (Mamsell, gefriergetrocknet)
1 Pck. 8-Kräuter-Mischung (Mamsell, gefriergetrocknet)
1 Pck. Paprika edelsüß
1 Pck. Currypulver
1 Pck. Schnittlauch (Mamsell, gefriergetrocknet)

Gemüse und Obst
5 Äpfel
3 Bananen
1 Grapefruit
4 Zitronen
1 Pck. grüne Weintrauben (500 g)
8 Tomaten
1 grüne Paprikaschote
1 Bund Radieschen
1 kg Zwiebeln
1 Pck. Champignons (500 g)
2 Möhren

2,5 kg Kartoffeln
1 Salatgurke (ca. 125 g)
1 große Sellerieknolle (ca. 200 g)

Fertigprodukte
1 Glas flüssiger Honig (Goldland)
1 Pck. bunter Rohkostsalat (Auehof, 400 g)
1 Dose geschälte Tomaten (Happy Harvest, 800 ml)
1 Glas Rote Bete (Gartenkrone, 580 ml)
1 Pck. Weinsauerkraut (Gartenkrone, 500 ml)
1 Glas Instantbrühe (Lachende Köchin)
1 Glas Partygurken (Gartenkrone)
1 Glas Gewürzgurken (Klostergarten, 670 ml)
1 Pck. Müsliriegel Vollmilch-Schoko (Knusperone, 8 Stück)
1 Pck. Süßstoff (Süssli)
1 Fl. Zitronensaft (Citrovin, 200 ml)

Getränke
Kaffee (Amaroy, 500 g)
Tee
1 Fl. Weißwein
Mineralwasser

Die Rezepte

1. TAG

Frühstück: Brötchen mit Kräuter-Frischkäse
(5 g Fett, ca. 290 kcal/Portion)
1 Brötchen
50 g Frischkäse »Cremerie« mit Kräutern
1 Apfel
½ Zitrone

Das Brötchen durchschneiden und eine Hälfte mit dem Frischkäse dick bestreichen, mit der oberen Brötchenhälfte abdecken. Mit dem Apfel essen.
Dazu: Kaffee oder Tee und abschließend den Saft einer halben Zitrone inklusive Fruchtfleisch trinken.
(Zubereitungszeit: 4 Min.)

Zwischenmahlzeit: Bananenquark
(0 g Fett, ca. 220 kcal/Portion)
125 g Magerquark
1 Banane
Süßstoff

Den Quark mit etwas Wasser glatt rühren und mit dem Süßstoff und der zerdrückten Banane verquirlen.
(Zubereitungszeit: 4 Min.)

Lunchpaket: Vollkornbrot mit Käse und Tomate
(9 g Fett, ca. 322 kcal/Portion)
1 Scheibe Vollkornbrot
½ TL Bioreform Vitamin-Margarine
2 Scheiben Maasdamer
2 Tomaten

Die Brotscheibe mit Margarine bestreichen. Den Käse auf das Brot legen. Die Tomaten in Viertel zerteilen (Stielansätze entfernen) und zu dem Brot essen.
(Zubereitungszeit: 3 Min.)

Zwischenmahlzeit: Salat
(0 g Fett, ca. 60 kcal/Portion)
200 g bunter Rohkostsalat

Abendbrot: Fischfilet ungarisch
(10 g Fett, ca. 300 kcal/Portion)
200 g Alaska-Seelachs-Filets
Jodsalz, weißer Pfeffer
Zitronensaft
1 grüne Paprikaschote
1 TL Sonnenblumenmargarine
1 kleine Zwiebel
3 geschälte Tomaten (Dose)
2 EL Weißwein

Den aufgetauten Fisch unter kaltem Wasser abspülen, salzen, pfeffern und mit ½ TL Zitronensaft säuern. Die gewaschene Paprikaschote entkernen, in dünne Streifen schneiden. Eine Pfanne erhitzen, die Margarine hineingeben, fein gehackte Zwiebel andünsten. Paprikastreifen beigeben und

ca. 3 Min. dünsten. Inzwischen die geschälten Tomaten durch ein Sieb ausdrücken. Nun das Fischfilet in die Pfanne geben, mit Weißwein begießen. Den Tomatensaft zugeben. Ein gefettetes Pergamentpapier über den Fisch legen und 20 Min. dünsten.
(Zubereitungszeit: 40 Min.)

2. TAG

Frühstück: Vollkornbrot mit Krabben
(5 g Fett, ca. 240 kcal/Portion)
1 Scheibe Vollkornbrot
1/2 TL Bioreform Vitamin-Margarine
100 g Krabben
1/2 Zitrone

Die Brotscheibe mit Margarine bestreichen und mit den Krabben essen.
Dazu: Kaffee oder Tee und abschließend den Saft einer halben Zitrone inklusive Fruchtfleisch trinken.
(Zubereitungszeit: 1 Min.)

Zwischenmahlzeit: Joghurt
(4 g Fett, ca. 90 kcal/Portion)
1 Becher fettarmer Joghurt »Cremadiso«

Lunchpaket: Frischkäse mit Zwiebel auf Vollkornbrot
(4 g Fett, ca. 155 kcal/Portion)
1 Scheibe Vollkornbrot
1 TL Senf
½ kleine Zwiebel
30 g körniger Frischkäse
1 TL Petersilie
1 TL Olivenöl
schwarzer Pfeffer

Die Brotscheibe mit Senf bestreichen. Die Zwiebel in ganz dünne Scheiben schneiden und mit dem Käse auf dem Brot verteilen. Mit Petersilie bestreuen, mit Öl beträufeln und mit Pfeffer würzen.
(Zubereitungszeit: 3 Min.)

Zwischenmahlzeit: Rohe Möhren
(0 g Fett, ca. 85 kcal/Portion)
2 Möhren (je 150 g)
Zitronensaft

Die Möhren raspeln und mit einigen Spritzern Zitronensaft vermischen.
(Zubereitungszeit: ca. 3 Min.)

Abendbrot: Schweinefilet mit Rote Bete
(7 g Fett, ca. 380 kcal/Portion)
2 kleine Kartoffeln
200 g Rote Bete (Glas)
1 Schweinefilet (ca. 150 g)
1 TL Sonnenblumenöl
Jodsalz, weißer Pfeffer

Die Kartoffeln kochen. Das aufgetaute Schweinefilet im Sonnenblumenöl braten, nach Geschmack mit Salz und Pfeffer würzen. Mit den gepellten Kartoffeln und der Roten Bete essen.
(Zubereitungszeit: 20 Min.)

3. TAG

Frühstück: Toast mit Lachsschinken und Gurke
(10 g Fett, ca. 265 kcal/Portion)
2 Scheiben Dreikorntoast
1 TL Bioreform Vitamin-Margarine
50 g Lachsschinken
125 g Salatgurke
½ Zitrone

Die Toastscheiben rösten. Eine Scheibe mit Margarine bestreichen und den Schinken (ohne Fettrand) darauf legen. Die Gurke schälen, in Scheiben schneiden und diese auf dem Schinken verteilen. Mit der zweiten Toastscheibe abdecken.
Dazu: Kaffee oder Tee und abschließend den Saft einer halben Zitrone inklusive Fruchtfleisch trinken.
(Zubereitungszeit: 5 Min.)

Zwischenmahlzeit: Ein Apfel
(0 g Fett, ca. 65 kcal/Portion)

Lunchpaket: Räucherlachs mit Partygurken
(7 g Fett, ca. 400 kcal/Portion)
1 Brötchen
100 g Räucherlachs
1/2 Glas Partygurken

Das Brötchen mit dem Räucherlachs belegen und mit den Partygurken essen.
(Zubereitungszeit: 1 Min.)

Zwischenmahlzeit: Joghurt-Drink
(4 g Fett, ca. 95 kcal/Portion)
1 Becher probiotischer Fitnessdrink »Vollfit«

Abendbrot: Geflügelsalat mit Ei und Champignons
(12 g Fett, ca. 385 kcal/Portion)
1 Ei
150 g Hähnchenbrustfilet
50 g Sellerieknolle
50 g Champignons
1 Tomate
1 kleine Gewürzgurke
4 TL Schmand
Zitronensaft
Jodsalz, weißer Pfeffer, Paprika edelsüß
Süßstoff
1/2 TL Petersilie
1 Scheibe Dreikorntoast

Das Ei hart kochen und schälen. Das aufgetaute, schon küchenfertig gewürzte Hühnerfleisch braten und in Streifen schneiden. Sellerie fast weich kochen und in Stifte schnei-

den. Das Ei, die Champignons, Tomate (Stielansatz entfernen) und Gurke in Scheiben schneiden und mit den Selleriestiften zum Hühnerfleisch in eine Schale geben. Aus Schmand, Zitronensaft, Salz, Pfeffer, Paprikapulver und nur etwas Süßstoff eine Marinade zubereiten und über den Salat geben. Reichlich Petersilie darüber streuen und anschließend den Salat an einem gekühlten Ort ziehen lassen. Dazu eine Scheibe geröstetes Toastbrot essen.
(Zubereitungszeit: 30 Min.)

4. TAG

Frühstück: Knäckebrot mit Käse
(9 g Fett, ca. 354 kcal/Portion)
2 Scheiben Knäckebrot
1/2 TL Bioreform Vitamin-Margarine
2 Scheiben Maasdamer
1 Apfel
1/2 Zitrone

Die Knäckebrotscheiben mit Margarine bestreichen. Die Käsescheiben auf die Knäckebrote legen. Mit dem Apfel essen.
Dazu: Kaffee oder Tee und abschließend den Saft einer halben Zitrone inklusive Fruchtfleisch trinken.
(Zubereitungszeit: 3 Min.)

Zwischenmahlzeit: Joghurt
(4 g Fett, ca. 40 kcal/Portion)
1 Becher probiotischer Joghurt Bourbon Vanille

Lunchpaket: Schinkenbrot mit Tomate
(8 g Fett, ca. 240 kcal/Portion)
2 Tomaten
1 Scheibe Vollkornbrot
1 1/2 EL Magerquark
Jodsalz
1/2 TL Schnittlauch
1 Scheibe gekochten Hinterschinken (ca. 100 g)

Die Tomaten vierteln (Stielansätze entfernen). Das Brot mit dem Quark bestreichen. Leicht salzen und mit Schnittlauch bestreuen. Den gekochten Schinken darüber legen. Dazu die Tomatenviertel essen. (Zubereitungszeit: 3 Min.)

Zwischenmahlzeit: Grapefruit
(0 g Fett, ca. 110 kcal/Portion)

Eine Grapefruit teilen und die Schnitze herauslösen. (Zubereitungszeit: 3 Min.)

Abendbrot: Gegrillter Fisch
(10 g Fett, ca. 210 kcal/Portion)
1 Alaska-Seelachs-Filet (ca. 200 g)
Zitronensaft, Jodsalz
2 TL Sonnenblumenöl
etwas Mehl
1 TL Petersilie

Den aufgetauten Fisch mit Zitronensaft beträufeln, 15 Min. durchziehen lassen. Anschließend das Filet salzen und von beiden Seiten mit Öl bestreichen. Den Grillrost ebenfalls einölen. Den Fisch mit Mehl bestäuben und auf den Rost unter den vorgeheizten Grill (ca. 175 °C) schieben. Grillzeit: 10–15 Min. Das Fischfilet nach der halben Garzeit wenden. Auf einer vorgewärmten Platte anrichten und Petersilie darüber streuen. (Zubereitungszeit: 35 Min.)

5. TAG

Frühstück: Brötchen mit Käse und Tomate
(13 g Fett, ca. 225 kcal/Portion)
1 Brötchen
1 TL Bioreform Vitamin-Margarine
1 Tomate
1 Scheibe Schmelzkäse
1/2 Zitrone

Das Brötchen halbieren, beide Hälften mit Margarine bestreichen. Die Tomate in Scheiben schneiden. Eine Brötchenhälfte mit der Käsescheibe und den Tomatenscheiben belegen, anschließend die andere Brötchenhälfte darauf legen.
Dazu: Kaffee oder Tee und abschließend den Saft einer halben Zitrone inklusive Fruchtfleisch trinken.
(Zubereitungszeit: 3 Min.)

Zwischenmahlzeit: Honigbrot
(4 g Fett, ca. 145 kcal/Portion)
1 Scheibe Vollkornbrot
1/2 TL Bioreform Vitamin-Margarine
1 TL Honig

Das Brot mit Margarine und Honig bestreichen.
(Zubereitungszeit: 2 Min.)

Lunchpaket: Kartoffelsalat mit Ei
(6 g Fett, ca. 295 kcal/Portion)
1 Ei
Instantbrühe
schwarzer Pfeffer
Zitronensaft
2 mittelgroße gekochte Kartoffeln (ca. 150 g)
½ Bund Radieschen
1 TL Schnittlauch

Das Ei hart kochen und achteln. Aus der Instantbrühe, 3 EL Flüssigkeit und etwas Pfeffer eine Brühe kochen, mit etwas Zitronensaft würzen. Die Kartoffeln pellen, klein schneiden und in den Sud geben. Radieschen in Scheiben schneiden und untermischen. Die Ei-Achtel auf den Kartoffelsalat legen und mit Pfeffer und Schnittlauch bestreuen.
(Zubereitungszeit: 20 Min.)

Zwischenmahlzeit: Ein Apfel
(0 g Fett, ca. 65 kcal/Portion)

Abendbrot: Schweinefilet mit Selleriesalat
(11 g Fett, ca. 265 kcal/Portion)
restliche Sellerieknolle (ca. 150 g)
1 Zwiebel
2 TL Sonnenblumenöl
2 kleine Kartoffeln
1 Schweinefilet (ca. 150 g)
Jodsalz
weißer Pfeffer

Sellerie raspeln, die Zwiebel klein hacken, beides in 1 TL Öl miteinander vermischen. Die Kartoffeln kochen, das Schweinefilet in 1 TL Öl braten, nach Geschmack salzen und pfeffern. Die Kartoffeln pellen und zu dem Filet und dem Selleriesalat essen.
(Zubereitungszeit: 20 Min.)

6. TAG

Frühstück: Vollkornbrot mit Ei
(11 g Fett, ca. 225 kcal/Portion)
1 Ei
1 Scheibe Vollkornbrot
½ TL Bioreform Vitamin-Margarine
½ Zitrone

Das Ei weich kochen. Inzwischen die Brotscheibe mit der Margarine bestreichen.
Dazu: Kaffee oder Tee und abschließend den Saft einer halben Zitrone inklusive Fruchtfleisch trinken.
(Zubereitungszeit: 5 Min.)

Zwischenmahlzeit: Müsliriegel
(4 g Fett, ca. 105 kcal/Portion)
1 Müsliriegel Vollmilch-Schoko

Lunchpaket: Geräucherter Schinken mit Sauerkraut
(6 g Fett, ca. 175 kcal/Portion)
1 Scheibe geräucherter Knochenschinken (ca. 50 g)
1 Scheibe Vollkornbrot
200 g Sauerkraut

Den Fettrand vom Schinken entfernen. Auf das Brot legen. Dazu das Sauerkraut essen. (Zubereitungszeit: 3 Min.)

Zwischenmahlzeit: Salat
(0 g Fett, ca. 60 kcal/Portion)
200 g bunter Rohkostsalat

Abendbrot: Fruchtige Fischstäbchen
(10 g Fett, ca. 210 kcal/Portion)
75 g Reis
1 Banane
1 TL Zitronensaft
3 TL Sonnenblumenöl
5 Fischstäbchen
1 TL Petersilie
Currypulver
grüne Weintrauben
Jodsalz

Den Reis in Salzwasser nach Anleitung körnig kochen. Die Banane schälen, in nicht zu dünne Scheiben schneiden und mit Zitronensaft beträufeln. Öl in einer Pfanne erhitzen, Fischstäbchen direkt aus der Packung in die Pfanne geben. 5–8 Min. braten, dabei nur einmal wenden. Die Hälfte des körnigen Reises mit den Scheiben einer dreiviertel Banane, Petersilie und Curry locker mischen, in einer Schale anrichten. Auf die gebackenen Fischstäbchen mit einem Zahnstocher je eine Scheibe der restlichen Banane und eine Weintraube stecken. Zum Reis servieren.
(Zubereitungszeit: 20 Min.)

7. TAG

Frühstück: Honigquarkbrot
(1 g Fett, ca. 110 kcal/Portion)
1 Scheibe Vollkornbrot
2 EL Magerquark
1 TL Honig
½ Zitrone

Das Brot mit Quark bestreichen. Den Honig darüber geben. Dazu: Kaffee oder Tee und abschließend den Saft einer halben Zitrone inklusive Fruchtfleisch trinken. (Zubereitungszeit: 2 Min.)

Zwischenmahlzeit: Eine Banane
(0 g Fett, ca. 125 kcal/Portion)

Mittagessen: Rindersteak mit Tomatensalat
(14 g Fett, ca. 460 kcal/Portion)
2 Kartoffeln
1 Rindersteak (ca. 150 g)
2 TL Sonnenblumenöl
Jodsalz, schwarzer Pfeffer
2 Tomaten
1 TL 8-Kräuter-Mischung

Die Kartoffeln kochen. Vom aufgetauten Steak alle evtl. vorhandenen Fettreste entfernen, dann das Fleisch in 1 TL Öl braten, nach Geschmack salzen und pfeffern. Die Kartoffeln pellen. Die Tomaten in Scheiben schneiden (Stielansätze entfernen) und mit dem anderen TL Öl und den Kräutern einen Salat zubereiten. (Zubereitungszeit: 15 Min.)

Zwischenmahlzeit: Ein Apfel
(0 g Fett, ca. 65 kcal/Portion)

Abendbrot: Weintrauben mit Käse überbacken
(10 g Fett, ca. 340 kcal/Portion)
1 Scheibe Dreikorntoast
125 g Weintrauben
1 TL Sonnenblumenmargarine
1 Scheibe Schmelzkäse
Paprikapulver edelsüß

Die Toastscheibe von beiden Seiten leicht rösten, in feuerfestes Förmchen geben. Die Weintrauben halbieren, entkernen und auf der Toastscheibe verteilen, Sonnenblumenmargarine darüber geben. Die Scheibe Schmelzkäse obenauf legen. Im vorgeheizten Ofen bei 200 °C überbacken, bis der Käse zerläuft; mit wenig Paprikapulver bestäuben und sofort essen.
(Zubereitungszeit: 15 Min.)

Die zweite Woche

Einkaufszettel für die zweite Woche

Brot und Mehlprodukte
4 Brötchen
1 Pck. Vollkornbrot (Vollka Unser Kerniges, 500 g)

Milch, Milchprodukte, Eier
2 Becher fettarmer Joghurt (Milfina, 500 g)
2 Becher fettarmer Joghurt (Cremadiso, 250 g)
1 l H-Milch (Milfina, 1,5 %)
1 Pck. Maasdamer (Sonnenhof, 200 g)

Fleisch, Wurst und Fisch
1 Pck. Schweinefilet (Prevora, TK-Ware, 400 g)
1 Pck. Nordseekrabben (100 g)
1 Pck. Katenschinken, gewürfelt (2 x 125 g)
1 Pck. Lachsschinken (Schwarz Cranz, 100 g)
1 Pck. gekochter Hinterschinken in Scheiben (Sauels, 200 g)

Gewürze
1 Pck. Basilikum
1 Pck. Majoran
1 Pck. Dill

Gemüse und Obst
2 Bananen
4 Äpfel
1 Kiwi
1 Orange
1 Grapefruit

3 Zitronen
2 rote Paprikaschoten
1 grüne Paprikaschote
1 Pck. Möhren (1000 g)
7 Tomaten
1 Sellerieknolle
1 Salatgurke (200 g)

Fertigprodukte
1 Pck. griechischer Krautsalat (Auehof, 400 g)
1 Pck. Brechbohnen (TK-Ware, 800 g)
1 Pck. Haselnusskerne (Sweet Valley 200 g)

Getränke
Kaffee (Amaroy, 500 g)
Tee
Mineralwasser (Werretaler, 1,5 l)

Die Rezepte

8. TAG

Frühstück: Käse-Paprika-Knäcke
(7 g Fett, ca. 250 kcal/Portion)
2 Scheiben Knäckebrot
1 Scheibe Schmelzkäse
1/2 rote Paprikaschote
1/2 Zitrone

Eine Knäckescheibe mit dem Käse belegen. Die Paprika in Streifen schneiden, auf dem Käse verteilen und mit der zweiten Knäckescheibe abdecken.
Dazu: Kaffee oder Tee und abschließend den Saft einer halben Zitrone inklusive Fruchtfleisch trinken.
(Zubereitungszeit: 3 Min.)

Zwischenmahlzeit: Joghurt
(4 g Fett, ca. 140 kcal/Portion)
1 Becher fettarmer Joghurt »Cremadiso«

Lunchpaket: Käsepaprika
(6 g Fett, ca. 270 kcal/Portion)
1 rote Paprikaschote
1 grüne Paprikaschote
100 g Frischkäse mit Kräutern
1 TL Schmand
Jodsalz, weißer Pfeffer

Die Paprikaschoten halbieren, waschen, entkernen und jeweils eine halbe grüne und eine halbe rote Schote in kleine Würfel schneiden. Die anderen Paprikahälften von innen mit Salz bestreuen. Den Frischkäse mit dem Schmand glatt rühren und mit Salz und Pfeffer abschmecken. Die Paprikawürfel unter die Käsecreme mischen. Die Käsecreme in die Paprikahälften füllen und vor dem Essen eine halbe Stunde kühlen.
(Zubereitungszeit: 20 Min.)

Zwischenmahlzeit: Fertigsalat
(0 g Fett, ca. 295 kcal/Portion)
200 g griechischer Krautsalat

Abendbrot: Fisch mit Senfsauce
(12 g Fett, ca. 340 kcal/Portion)
2 kleine Kartoffeln
200 g Alaska-Seelachs-Filet
2 TL Sonnenblumenöl
1 EL Mehl
1 TL Senf
Jodsalz

Die Kartoffeln aufsetzen. Den aufgetauten Fisch unter kaltem Wasser abspülen. Eine feuerfeste Form mit 1 TL Sonnenblumenöl ausstreichen, den Fisch hineinlegen und im vorgeheizten Backofen bei ca. 175 °C etwa 20 Min. garen. Die gekochten Kartoffeln pellen und dafür mit dem anderen TL Öl, dem Mehl, Salz und Senf eine Sauce zubereiten.
(Zubereitungszeit: 30 Min.)

9. TAG

Frühstück: Schinkenbrötchen
(10 g Fett, ca. 220 kcal/Portion)
1 Brötchen
1/2 TL Bioreform Vitamin-Margarine
40 g Lachsschinken ohne Fettrand
1/2 Zitrone

Das Brötchen halbieren, die Unterseite mit Margarine bestreichen. Die Schinkenscheibe darauf legen, mit der Brötchenoberseite bedecken.
Dazu: Kaffee oder Tee und abschließend den Saft einer halben Zitrone inklusive Fruchtfleisch trinken.
(Zubereitungszeit: 1 Min.)

Zwischenmahlzeit: Müsliriegel
(4 g Fett, ca. 105 kcal/Portion)
1 Müsliriegel Vollmilch-Schoko

Lunchpaket: Sauerkrautsalat
(8 g Fett, ca. 175 kcal/Portion)
300 g Sauerkraut
2 Äpfel
2 Möhren
1 kleine Zwiebel
2 TL Olivenöl
Jodsalz, Süßstoff
evtl. Knäckebrot

Das Sauerkraut etwas hacken, die geschälten, entkernten Äpfel und Möhren fein raspeln. Zwiebel fein hacken, mit Öl, Süßstoff und Salz vermischen und abschmecken. Evtl. mit Knäckebrot essen.
(Zubereitungszeit: 6 Min.)

Zwischenmahlzeit: Joghurt-Drink
(4 g Fett, ca. 95 kcal/Portion)
1 Becher probiotischer Fitnessdrink »Vollfit«

Abendbrot: Kartoffeln mit Quark
(1 g Fett, ca. 270 kcal/Portion)
ca. 200 g Kartoffeln
125 g Magerquark
3 EL H-Milch
½ TL Basilikum
½ TL Petersilie
1 Zwiebel (ca. 30 g)
1 Stück Gurke (ca. 20 g)
1 TL Schnittlauch
schwarzer Pfeffer
Jodsalz

Die Kartoffeln waschen und gar kochen, pellen und abkühlen lassen. Den Quark in einer Schüssel mit der Milch verrühren. Basilikum und Petersilie hinzugeben. Die geschälte Zwiebel und die Gurke in kleine Würfel schneiden. Mit dem Schnittlauch in die Schüssel geben. Den Quark mit Pfeffer und Salz abschmecken und mit den Kartoffeln servieren.
(Zubereitungszeit: 30 Min.)

10. TAG

Frühstück: Schinken-Gurken-Toast
(3 g Fett, ca. 140 kcal/Portion)
1 Scheibe Dreikorntoast
50 g gekochter Hinterschinken
125 g Gurke
1/2 TL 8-Kräuter-Mischung
1/2 Zitrone

Die Toastscheibe rösten und mit der Schinkenscheibe belegen. Die Gurke schälen, in Scheiben schneiden und diese auf den Schinken verteilen. Die Kräutermischung darüber streuen.
Dazu: Kaffee oder Tee und abschließend den Saft einer halben Zitrone inklusive Fruchtfleisch trinken.
(Zubereitungszeit: 4 Min.)

Zwischenmahlzeit: Käseknäcke
(9 g Fett, ca. 130 kcal/Portion)
1 Scheibe Knäckebrot
1/2 TL Bioreform Vitamin-Margarine
1 Scheibe Schmelzkäse

Knäckebrot mit Margarine bestreichen und den Käse darauf legen.
(Zubereitungszeit: 2 Min.)

Lunchpaket: Krabbenbrot
(2 g Fett, ca. 185 kcal/Portion)
2 TL Schmand
1 TL Senf
1 Scheibe Vollkornbrot
1 Tomate (ca. 50 g)
50 g Krabbenfleisch
Schnittlauch
Dill

Schmand und Senf auf das Vollkornbrot streichen. Die Tomate würfeln (Stielansatz entfernen) und mit dem Krabbenfleisch auf das Brot geben. Nach Geschmack Schnittlauch und Dill darüber streuen. (Zubereitungszeit: 3 Min.)

Zwischenmahlzeit: Eine Banane
(0 g Fett, ca. 125 kcal/Portion)

Abendbrot: Pilzsteak mit Bohnen
(16 g Fett, ca. 350 kcal/Portion)
250 g Bohnen
Jodsalz, weißer Pfeffer
Majoran
1 Zwiebel
100 g Champignons
1 Rindersteak (150 g)
2 TL Sonnenblumenöl

Die Bohnen in Salzwasser 10 Min. garen, abgießen, mit Salz, Pfeffer und Majoran würzen. Die Zwiebel und die Champignons klein schneiden. Das Steak in Sonnenblumenöl braten, Pilze und Zwiebel zufügen. Die Bohnen dazu essen. (Zubereitungszeit: 30 Min.)

11. TAG

Frühstück: Möhrenrohkost mit Zitronen-Joghurt
(5 g Fett, ca. 120 kcal/Portion)
125 g Möhren
125 g fettarmer Joghurt
Zitronensaft
Süßstoff
1/2 Zitrone

Die geputzten Möhren raspeln. Den Joghurt mit etwas Zitronensaft und Süßstoff verrühren und unter die Möhren mischen.
Dazu: Kaffee oder Tee und abschließend den Saft einer halben Zitrone inklusive Fruchtfleisch trinken.
(Zubereitungszeit: 5 Min.)

Zwischenmahlzeit: Honigbrot
(4 g Fett, ca. 145 kcal/Portion)
1 Scheibe Vollkornbrot
1/2 TL Bioreform Vitamin-Margarine
1 TL Honig

Die Brotscheibe mit Margarine und Honig bestreichen.
(Zubereitungszeit: 2 Min.)

Lunchpaket: Schinkensalat
(16 g Fett, ca. 410 kcal/Portion)
150 g Magerquark
125 g fettarmer Joghurt
2 TL Olivenöl
1 EL Essig
Jodsalz
1 TL Senf
3 Tomaten
150 g Katenschinken, gewürfelt

Quark, Joghurt und Öl miteinander verrühren und mit Essig, Salz und Senf abschmecken. Die Tomaten (Stielansätze entfernen) in kleine Würfel schneiden, mit den Schinkenwürfeln unter die Sauce mengen.
(Zubereitungszeit: 8 Min.)

Zwischenmahlzeit: Ein Apfel
(0 g Fett, ca. 65 kcal/Portion)

Abendbrot: Fischsalat nach Waldorf
(7 g Fett, ca. 315 kcal/Portion)
100 g Alaska-Seelachs-Filet
1 Apfel
½ Sellerieknolle
1 TL Zitronensaft
125 g fettarmer Joghurt
Süßstoff
Jodsalz
Haselnusskerne

Das Fischfilet säuern, wenig salzen und im eigenen Saft dünsten. Nach dem Erkalten zerpflücken. Apfel und Sellerie raspeln oder in feine Streifen schneiden, mit Zitronensaft, Joghurt, etwas Süßstoff, Salz vermengen und den vorbereiteten Fisch unterheben. Den Salat durchziehen lassen und mit gehackten Haselnüssen bestreuen.
(Zubereitungszeit: 1 Std.)

12. TAG

Frühstück: Käsebrötchen
(9 g Fett, ca. 260 kcal/Portion)
1 Brötchen
1 TL Bioreform Vitamin-Margarine
1 Tomate
2 Scheiben Maasdamer
1/2 Zitrone

Das Brötchen durchschneiden und beide Seiten mit Margarine bestreichen. Die Tomate in Scheiben schneiden (Stielansatz entfernen). Die Brötchenhälften mit Käse und den Tomatenscheiben belegen.
Dazu: Kaffee oder Tee und abschließend den Saft einer halben Zitrone inklusive Fruchtfleisch trinken.
(Zubereitungszeit: 3 Min.)

Zwischenmahlzeit: Joghurt
(4 g Fett, ca. 140 kcal/Portion)
1 Becher fettarmer Joghurt »Cremadiso«

Lunchpaket: Knäckebrot mit Schinken und Gurke

(4 g Fett, ca. 140 kcal/Portion)
100 g Katenschinken, gewürfelt
1 Scheibe Knäckebrot
1 Gewürzgurke

Die Schinkenwürfel auf der Knäckebrotscheibe verteilen. Mit der Gewürzgurke essen.
(Zubereitungszeit: 2 Min.)

Zwischenmahlzeit: Müsliriegel
(4 g Fett, ca. 115 kcal/Portion)
1 Müsliriegel Vollmilch-Schoko

Abendbrot: Schweinefilet in Weinsauce
(4 g Fett, ca. 340 kcal/Portion)
1 Schweinefilet (ca. 150 g)
Jodsalz
weißer und schwarzer Pfeffer
1 mittelgroße Zwiebel
1 mittelgroße Kartoffel
1 Tasse Weißwein

Das Schweinefilet in einer beschichteten Pfanne ohne weiteren Fettzusatz von beiden Seiten braten, salzen und pfeffern. Die Zwiebel in Ringe schneiden, die Kartoffel schälen und in Scheiben schneiden. Zwiebelringe und Kartoffelscheiben in einem Tiegel mit dem Wein 10 Min. bei kleiner Hitze ziehen lassen. Mit Salz und schwarzem Pfeffer würzen und auf dem Filet anrichten.
(Zubereitungszeit: 40 Min.)

13. TAG

Frühstück: Käsebrot mit Radieschen
(9 g Fett, ca. 205 kcal/Portion)
1 Scheibe Vollkornbrot
½ TL Bioreform Vitamin-Margarine
1 Scheibe Maasdamer
½ Bund Radieschen
½ Zitrone

Die Brotscheibe mit Margarine bestreichen. Mit der Maasdamerscheibe und den klein geschnittenen Radieschen belegen.
Dazu: Kaffee oder Tee und abschließend den Saft einer halben Zitrone inklusive Fruchtfleisch trinken.
(Zubereitungszeit: 5 Min.)

Zwischenmahlzeit: Joghurt-Drink
(4 g Fett, ca. 95 kcal/Portion)
1 Becher probiotischer Fitnessdrink

Lunchpaket: Brötchen mit Ei und Tomaten
(12 g Fett, ca. 265 kcal/Portion)
2 Eier
2 Tomaten
1 Brötchen
1 TL Instantbrühe

Die Eier hart kochen. Die Tomaten vierteln (Stielansätze entfernen). Das Brötchen mit den Eiern und Tomaten essen, dazu eine Tasse Brühe trinken.
(Zubereitungszeit: 8 Min.)

Zwischenmahlzeit: Salat (0 g Fett, ca. 265 kcal/Portion)
200 g griechischer Krautsalat

Abendbrot: Seelachsfilet mit Champignons
(1 g Fett, ca. 95 kcal/Portion)
100 g Alaska-Seelachs-Filet
Zitronensaft
½ TL Petersilie
1 TL 8-Kräuter-Mischung
50 g Champignons

Das aufgetaute Fischfilet kurz waschen, mit Zitronensaft beträufeln und eine halbe Stunde stehen lassen. Danach auf ein Stück Alufolie legen, mit Petersilie und Kräutermischung bestreuen und die blättrig geschnittenen Champignons zugeben. Die Folie sorgfältig verschließen. Den Fisch im vorgeheizten Ofen oder Grill etwa 20 Min. dünsten. (Zubereitungszeit: 40 Min.)

14. TAG

Frühstück: Joghurt mit Früchten
(3 g Fett, ca. 365 kcal/Portion)
1 Kiwi
1 Orange
1 Banane
200 g fettarmer Joghurt
½ Zitrone

Die Kiwi, Orange und Banane schälen und klein schneiden. Mit dem Joghurt vermischen.
Dazu: Kaffee oder Tee und abschließend den Saft einer halben Zitrone inklusive Fruchtfleisch trinken.
(Zubereitungszeit: 3 Min.)

Zwischenmahlzeit: Knäckebrot mit Kräutern
(4 g Fett, ca. 100 kcal/Portion)
1 Scheibe Knäckebrot
½ TL Bioreform Vitamin-Margarine
1 TL 8-Kräuter-Mischung

Das Knäckebrot mit der Margarine bestreichen. Anschließend die Kräutermischung darüber streuen.
(Zubereitungszeit: 1 Min.)

Mittagessen: Schinken-Ei
(12 g Fett, ca. 320 kcal/Portion)
80 g Lachsschinken
1 hart gekochtes Ei
½ TL Olivenöl
40 g fettarmer Joghurt
½ TL Schnittlauch
Jodsalz
5 kleine Gewürzgurken
1 Scheibe Vollkornbrot

Den Schinken (ohne Fettrand) fein hacken. Das Eigelb vom hart gekochten Ei durch ein Sieb streichen. Mit Öl, Joghurt, Schinken, Schnittlauch, Salz und zwei gehackten Gewürzgurken vermengen und in die Eihälften füllen. Mit den restlichen Gewürzgurken garnieren. Zu dem Brot essen.
(Zubereitungszeit: 10 Min.)

Zwischenmahlzeit: Grapefruit
(0 g Fett, ca. 110 kcal/Portion)

Eine Grapefruit teilen und die Schnitze herauslösen.
(Zubereitungszeit: 3 Minuten)

Abendbrot: Vollkornbrot mit Rührei
(17 g Fett, ca. 300 kcal/Portion)
1 Scheibe Vollkornbrot
1 TL Bioreform Vitamin-Margarine
1 Ei
1 TL Schnittlauch
Jodsalz, weißer Pfeffer
1 TL Sonnenblumenmargarine

Die Brotscheibe mit Margarine bestreichen. Das Ei mit 1 TL Wasser, dem Schnittlauch, Salz und Pfeffer verquirlen. Die Sonnenblumenmargarine in einer Pfanne erhitzen, das Rührei darin braten und auf der Brotscheibe verteilen.
(Zubereitungszeit: 10 Min.)

Die vegetarische ALDI-Wochenend-Diät

In den Zeiten von BSE, antibiotikagemästeten Kälbern, Hühnerpest und anderen Lebensmittelskandalen und -katastrophen stellen immer mehr Menschen ihre Ernährung um und ernähren sich ausschließlich vegetarisch. Und stellen oft ganz überrascht fest, wie abwechslungsreich und schmackhaft man ohne Fleisch kochen kann. Die gesamte Palette der einheimischen und exotischen Früchte, Gemüse, Hülsenfrüchte und Getreide machen den Speiseplan der Vegetarier oft variantenreicher und ausgewogener als den der Fleischesser. Der Verzicht auf Fleisch verbessert zudem die Cholesterinwerte und senkt den Harnsäurespiegel. Herzinfarkt, Arteriosklerose oder Gicht wird so wirksam vorgebeugt.

Obendrein enthält die vegetarische Ernährung zahlreiche Fatburner, die ein leichtes und schnelles Abnehmen geradezu garantieren. Probieren Sie es doch gleich einmal aus! Am besten mit der folgenden ALDI-Fatburner-Diät für vier Wochenenden. Alle Rezepte sind für **vier** Personen berechnet.

Das erste Wochenende

Einkaufszettel für das erste Wochenende

Brot und Mehlprodukte
1 Pck. Knäckebrot (250 g)
1 Pck. Vollkornbrot (Vollka Unser Kerniges, 500 g)
1 Pck. Reis (parboiled, 500 g)
1 Pck. Mehl (Sonnenstrahl, 1000 g)

Milch, Milchprodukte, Eier
4 Becher probiotischer Joghurt (BI'AC, 150 g)
1 l H-Milch (Milfina, 1,5 %)
2 Pck. Magerquark (Milfina, 500 g)
1 Pck. Gouda in Scheiben (200 g)
1 Pck. Eier (10er-Packung, Gewichtsklasse M)
1 Pck. Schmelzkäse-Ecken (Alpenmark)

Öle und Fette
1 Pck. Bioreform Vitamin-Margarine (Bellasan, 500 g)
1 Fl. Olivenöl (750 ml)

Gewürze
Jodsalz
1 Pck. 8-Kräuter-Mischung (Mamsell, gefriergetrocknet)
1 Pck. Petersilie (Mamsell, gefriergetrocknet)
1 Pck. Schnittlauch (Mamsell, gefriergetrocknet)
1 Pck. Pfeffer, weiß
1 Pck. Süßstoff (Süssli)
1 Fl. Zitronensaft (Citrovin, 200 ml)

Gemüse und Obst
4 Äpfel
4 Kiwis
4 Orangen
4 Zitronen
2 Grapefruits
4 Bananen
1 Salatgurke
1 Pck. Möhren (1000 g)
1 kg Zwiebeln
2,5 kg Kartoffeln

Fertigprodukte
1 Glas Instantbrühe (Lachende Köchin)
2 Dosen Mischgemüse (Erbsen/Möhren – Gartenkrone, je 720 ml)
1 Pck. Beerenmischung (Gartenkrone, TK-Ware, 750 g)
2 Gläser Stangenspargel (Happy Harvest, 370 ml)

Getränke
Kaffee (Amaroy, 500 g)
Tee
1 Fl. Weißwein
Mineralwasser

Die Rezepte

SAMSTAG

Frühstück: Joghurt mit Früchten
(3 g Fett, ca. 335 kcal/Portion)
4 Kiwis
4 Orangen
2 Bananen
4 Becher probiotischer Joghurt
2 Zitronen

Die Kiwis, Orangen und Bananen schälen und klein schneiden. Mit dem Joghurt vermischen.
Dazu: Kaffee oder Tee, und abschließend trinkt jede Person den Saft einer halben Zitrone inklusive Fruchtfleisch.
(Zubereitungszeit: 3 Min.)

Zwischenmahlzeit: Knäckebrot mit Gurke
(0 g Fett, ca. 70 kcal/Portion)
1 Salatgurke
4 Scheiben Knäckebrot
4 TL 8-Kräuter-Mischung

Die Gurke waschen, trockenreiben und in Scheiben schneiden. Das Knäckebrot mit Gurkenscheiben belegen. Mit der Kräutermischung bestreuen.
(Zubereitungszeit: 3 Min.)

Mittagessen: Erbsen-Möhren-Gemüse
(7 g Fett, ca. 615 kcal/Portion)
4 Tassen Reis
Jodsalz
1 EL Mehl
2 EL Olivenöl
3 EL H-Milch
1 EL Instantbrühe
2 Dosen Mischgemüse (Erbsen und Möhren)
1 1/2 TL Petersilie

Den Reis in Salzwasser kochen. Mehl und Öl in einen Topf geben, mit dem Schneebesen so gut verrühren, dass keine Klumpen mehr vorhanden sind. Die Mehlschwitze dann auf höchster Stufe erhitzen und ständig rühren. Sobald das Mehl zu bräunen beginnt, den Herd auf mittlere Hitze herunterschalten. Jetzt sofort das Wasser aus den Gemüsedosen (maximal 0,2 l) zugeben und gut verrühren, damit sich keine Klumpen bilden. Dann Milch zufügen und alles kurz aufkochen lassen. Wenn diese Sauce nicht sämig genug ist oder zu fest sein sollte, noch zusätzlich Mehl bzw. Milch zufügen. Mit der Instantbrühe abschmecken. Zum Schluss die Erbsen und Möhren untermengen und kurz aufkochen lassen. Kurz vor dem Servieren die Petersilie untermengen. (Zubereitungszeit: 30 Min.)

Zwischenmahlzeit: Bananenquark
(0 g Fett, ca. 130 kcal/Portion)
500 g Magerquark
2 Bananen
Süßstoff

Den Quark mit etwas Wasser glatt rühren und mit dem Süßstoff und der zerdrückten Banane verquirlen.
(Zubereitungszeit: 4 Min.)

Abendbrot: Käse-Apfel-Schnitte
(11 g Fett, ca. 240 kcal/Portion)
4 Scheiben Vollkornbrot
2 TL Bioreform Vitamin-Margarine
150 g Goudakäse
4 kleine Äpfel (je ca. 80 g)
Zitronensaft
weißer Pfeffer

Die Brotscheiben mit Margarine bestreichen und mit dem Käse belegen. Die Äpfel vierteln, vom Kerngehäuse befreien und in dünne Scheiben teilen. Auf dem Käse anrichten, sofort mit Zitronensaft beträufeln und mit Pfeffer bestreuen.
(Zubereitungszeit: 5 Min.)

SONNTAG

Frühstück: Grapefruit, Ei und Schnittlauchquark
(6 g Fett, ca. 220 kcal/Portion)
2 Grapefruits
4 Eier
200 g Magerquark
Jodsalz, weißer Pfeffer
Schnittlauch
4 Scheiben Knäckebrot
2 Zitronen

Die Grapefruits durchschneiden. Die Eier weich kochen. Den Quark mit etwas Wasser verrühren, mit Salz, Pfeffer und Schnittlauch abschmecken. Dann den Quark auf die Knäckebrote streichen.
Dazu: Kaffee oder Tee, und abschließend trinkt jede Person den Saft einer halben Zitrone inklusive Fruchtfleisch.
(Zubereitungszeit: 10 Min.)

Zwischenmahlzeit: Beerenmilch
(3 g Fett, ca. 145 kcal/Portion)
100 g Beeren
0,8 l H-Milch
Süßstoff

Die aufgetauten Beeren mit einer Gabel zerdrücken, mit etwas Süßstoff süßen und mit Milch auffüllen. Kräftig durchschlagen und in vier große Becher gießen.
(Zubereitungszeit: 3 Min.)

Mittagessen: Überbackener Spargel
(8 g Fett, ca. 115 kcal/Portion)
4 Schmelzkäse-Ecken
4 EL Weißwein
weißer Pfeffer
2 Gläser Stangenspargel
Petersilie

Den Käse mit 4–6 EL Wasser, dem Wein und etwas Pfeffer in einem Topf unter ständigem Rühren erhitzen, bis die Sauce geschmeidig ist. Den Spargel in einem zweiten Topf erwärmen, dann die Flüssigkeit abgießen, den Spargel mit

Petersilie bestreuen und die Käsesauce darüber gießen. Im vorgeheizten Backofen noch etwa 10 Min. überbacken.
(Zubereitungszeit: 30 Min.)

Zwischenmahlzeit: Rohe Möhren
(0 g Fett, ca. 70 kcal/Portion)
8 Möhren (je 150 g)
Zitronensaft

Die Möhren raspeln und mit einigen Spritzern Zitronensaft vermischen.
(Zubereitungszeit: 3 Min.)

Abendbrot: Kartoffeln mit Kräuterquark
(2 g Fett, ca. 240 kcal/Portion)
1000 g Kartoffeln
300 g Magerquark
1 Tasse H-Milch
Jodsalz, weißer Pfeffer
1 EL Schnittlauch
1 EL Petersilie
1 Zwiebel (ca. 40 g)

Die Kartoffeln etwa 25 Min. bei mittlerer Hitze kochen. Den Quark mit der Milch verrühren, mit Salz und Pfeffer würzen und Kräuter darunter mischen. Zwiebel schälen, in kleine Würfel schneiden, im Quark verrühren. Die Kartoffeln abgießen und mit dem Quark servieren.
(Zubereitungszeit: 30 Min.)

Das zweite Wochenende

Einkaufszettel für das zweite Wochenende

(Er geht davon aus, dass Sie – abgesehen von Mehl, Öl und den meisten Gewürzen – in der Zwischenzeit alle Lebensmittel, die Sie am ersten Wochenende gekauft haben, verbraucht haben.)

Brot und Mehlprodukte
4 Baguettebrötchen
1 Pck. Dreikorntoast (500 g)
1 Pck. Knäckebrot (250 g)
1 Pck. Vollkornbrot (Vollka Unser Kerniges, 500 g)

Milch, Milchprodukte, Eier
1 Pck. Magerquark (Milfina, 500 g)
3 Becher fettarmer Joghurt (Milfina, 500 g)
1 Becher Schlagsahne (Milfina, 200 g)
1 Becher Schmand (Milfina, 200 g)
3 Pck. Frischkäse mit Knoblauch (Cremerie, 150 g)
1 Pck. Gouda im Stück (Sonnenhof, 500 g)

Öle und Fette
1 Pck. Bioreform Vitamin-Margarine (Bellasan, 250 g)
1 Pck. Sonnenblumenmargarine (Bellasan, 500 g)

Gewürze
1 Pck. Muskat
1 Pck. Basilikum
1 Pck. Dill
1 Pck. Paprika edelsüß
1 Pck. Knoblauchpulver

Gemüse und Obst
4 Kiwis
2 Grapefruits
4 Zitronen
32 Tomaten
2 kleine Paprikaschoten
400 g Porree
1 Pck. Möhren (1 000 g)
1 Pck. Champignons (500 g)
1 Knoblauchzwiebel
1 kg Zwiebeln
2,5 kg Kartoffeln

Fertigprodukte
1 Glas Diätkonfitüre (Grandessa)
1 Glas flüssiger Honig (Goldland)
1 Glas Instantbrühe (Lachende Köchin)

Getränke
Kaffee (Amaroy, 500 g)
Tee
Mineralwasser

Die Rezepte

SAMSTAG

Frühstück: Marmeladen-Baguettebrötchen
(2 g Fett, ca. 235 kcal/Portion)
4 Baguettebrötchen
400 g Magerquark
2 EL Diätkonfitüre
2 Zitronen

Die Baguettebrötchen durchschneiden und mit dem Magerquark und der Diätkonfitüre bestreichen.
Dazu: Kaffee oder Tee, und abschließend trinkt jede Person den Saft einer halben Zitrone inklusive Fruchtfleisch.
(Zubereitungszeit: 2 Min.)

Zwischenmahlzeit: Kiwi-Joghurt
(2 g Fett, ca. 130 kcal/Portion)
4 TL Honig
1 Becher fettarmer Joghurt (500 g)
4 Kiwis

Den Honig mit Joghurt gut verrühren und mit den geschälten, in feine Scheiben geschnittenen Kiwis vermischen.
(Zubereitungszeit: 5 Min.)

Mittagessen: Feine Kartoffelsuppe mit Porree
(9 g Fett, ca. 285 kcal/Portion)
500 g Kartoffeln
400 g Porree
1 l Instantbrühe
100 g Schlagsahne
2 EL Schmand
Jodsalz, weißer Pfeffer
Muskat
2 Scheiben Dreikorntoast

Die Kartoffeln schälen und in Würfel schneiden. Porree putzen, waschen und in Stücke schneiden (ein Stück Porree beiseite legen). Porree und Kartoffeln in der Instantbrühe 20 Min. kochen. Anschließend pürieren. Sahne steif schlagen, mit Schmand verrühren. Locker unter die Suppe ziehen. Mit Salz, Pfeffer und Muskat abschmecken. Die Brotscheiben würfeln und in einer Pfanne ohne Fett anrösten. Den restlichen Porree in sehr feine Ringe schneiden. Zusammen mit den Brotwürfeln auf die Suppe streuen. Die Suppe kann heiß oder kalt gegessen werden.
(Zubereitungszeit: 30 Min.)

Zwischenmahlzeit: Grapefruit
(0 g Fett, ca. 55 kcal/Portion)
2 Grapefruits

Die Grapefruits teilen und die Schnitze herauslösen.
(Zubereitungszeit: 3 Min.)

Abendbrot: Tomatenpfanne
(7 g Fett, ca. 300 kcal/Portion)
12 Tomaten
Jodsalz, weißer Pfeffer
400 g Frischkäse mit Knoblauch
1 EL Basilikum
2 EL Olivenöl
4 Scheiben Knäckebrot

Die Tomaten in dickere Scheiben schneiden (Stielansätze entfernen) und nebeneinander in eine Pfanne legen. Salz und Pfeffer darüber streuen, erhitzen und einmal umdrehen. Den Frischkäse darauf geben, noch einmal mit Salz und Pfeffer würzen und 2 Min. mit geschlossenem Deckel erwärmen. Zum Schluss mit Basilikum bestreuen, mit Öl beträufeln und sofort servieren. Dazu gibt es pro Person eine Scheibe Knäckebrot. (Zubereitungszeit: 20 Min.)

SONNTAG

Frühstück: Rohe Möhren mit Zitronen-Joghurt
(5 g Fett, ca. 185 kcal/Portion)
500 g Möhren
2 Becher fettarmer Joghurt
Zitronensaft, Süßstoff
2 Zitronen

Die Möhren putzen und grob raspeln. Den Joghurt mit etwas Zitronensaft und Süßstoff verrühren und unter die Möhren mischen.
Dazu: Kaffee oder Tee, und abschließend trinkt jede Person den Saft einer halben Zitrone inklusive Fruchtfleisch. (Zubereitungszeit: 5 Min.)

Zwischenmahlzeit: Honigbrot
(4 g Fett, ca. 165 kcal/Portion)
4 Scheiben Vollkornbrot
2 TL Bioreform Vitamin-Margarine
4 TL Honig

Die Brote mit Margarine und Honig bestreichen.
(Zubereitungszeit: 2 Min.)

Mittagessen: Käsetomaten mit Paprika
(9 g Fett, ca. 155 kcal/Portion)
2 kleine Paprikaschoten
12 Tomaten
Schnittlauch, Dill
Paprika edelsüß, Knoblauchpulver
Salz, weißer Pfeffer
120 g Gouda

Die Paprikaschoten waschen und entkernen. Dann in feine Streifen schneiden und in 4–6 EL Wasser dünsten. Die Tomaten kreuzweise einschneiden und in die Einschnitte die Gewürze und Kräuter geben. Die Tomaten nach etwa 5 Min. zu den Paprikastreifen legen. Zugedeckt bei milder Hitze ca. 5 Min. weiterdünsten. Den Gouda raspeln und jede Tomate mit 1 TL bestreuen. Wieder zudecken und weiter dünsten, bis der Käse geschmolzen ist.
(Zubereitungszeit: 30 Min.)

Zwischenmahlzeit: Gemüse
(0 g Fett, ca. 50 kcal/Portion)
4 große Möhren
8 Tomaten

Pro Person 1 Möhre und 2 Tomaten essen.

Abendbrot: Champignons provenzalisch
(5 g Fett, ca. 105 kcal/Portion)
500 g frische Champignons
2 Zwiebeln
4 Knoblauchzehen
2 EL Sonnenblumenmargarine
1 EL Zitronensaft
Petersilie
Jodsalz, weißer Pfeffer

Die Champignons putzen und in grobe Scheiben schneiden. Zwiebeln schälen und fein hacken. Die Knoblauchzehen mit Salz zerdrücken. Beides in heißer Margarine braten. Die Champignons zugeben und etwa 15 Min. dünsten. Mit Zitronensaft beträufeln und abschmecken. Mit Petersilie bestreuen.
(Zubereitungszeit: 30 Min.)

Das dritte Wochenende

Einkaufszettel für das dritte Wochenende

(Er geht davon aus, dass Sie – abgesehen von Mehl, Öl und den meisten Gewürzen – in der Zwischenzeit alle Lebensmittel, die Sie für das zweite Wochenende gekauft haben, verbraucht haben.)

Brot und Mehlprodukte
2 Pck. Vollkornbrot (Vollka Unser Kerniges, 500 g)
1 Pck. Knäckebrot (250 g)
1 Pck. Haferflocken (Knusperone, 500 g)
1 Pck. Nudeln (Landvogt, 500 g)

Milch, Milchprodukte, Eier
2 l H-Milch (Milfina, 1,5 %)
1 Pck. fettarmer Joghurt (Milfina, 500 g)
2 Pck. Magerquark (Milfina, 500 g)
1 Pck. Eier (10er-Packung, Gewichtsklasse M)
1 Pck. Schmand (Milfina, 200 g)

Öle und Fette
1 Pck. Bioreform Vitamin-Margarine

Gewürze
1 Pck. Kümmel
1 Pck. Oregano

Gemüse und Obst
4 Bananen
4 Äpfel
8 Kiwis

4 Zitronen
14 Tomaten
1 rote Paprika
5 grüne Paprika
1 Bund Lauchzwiebeln
1 Knolle Sellerie
500 g Kohlrabi
1 kg Zwiebeln
2,5 kg Kartoffeln
1 Knoblauchzwiebel

Fertigprodukte
1 Glas flüssiger Honig (Goldland)
1 Glas Diätkonfitüre (Grandessa)
1 Pck. Trockenpflaumen (Sunshine Fruit, 500 g)
1 Pck. Tomatenmark (Ciccio, 200 g)

Getränke
Kaffee (Amaroy, 500 g)
Tee
1 Pck. Orangensaft (Premium Direktsaft, 750 ml)
Mineralwasser

Die Rezepte

SAMSTAG

Frühstück: Pflaumen-Joghurt-Müsli
(2 g Fett, ca. 215 kcal/Portion)
400 g fettarmer Joghurt
4 EL Orangensaft
2 EL Honig
12 Trockenpflaumen
8 EL Haferflocken
2 Zitronen

Den Joghurt mit dem Orangensaft und Honig verrühren. Die Trockenpflaumen klein schneiden und mit den Haferflocken zum Joghurt geben.
Dazu: Kaffee oder Tee, und abschließend trinkt jede Person den Saft einer halben Zitrone inklusive Fruchtfleisch.
(Zubereitungszeit: 5 Min.)

Zwischenmahlzeit: Tomatenbrot
(8 g Fett, ca. 150 kcal/Portion)
4 Scheiben Vollkornbrot
4 TL Bioreform Vitamin-Margarine
6 Tomaten

Das Brot mit Margarine bestreichen. Die Tomaten in Scheiben schneiden (Stielansätze entfernen) und darauf legen.
(Zubereitungszeit: 3 Min.)

Mittagessen: Nudelsalat mit Gemüse
(8 g Fett, ca. 530 kcal/Portion)
500 g Nudeln
1 Knoblauchzehe
5 TL Olivenöl
1 rote Paprika
1 grüne Paprika
2 Tomaten
1 Knolle Sellerie
1 TL Basilikum
Jodsalz, schwarzer Pfeffer

Die Nudeln in kochendem Salzwasser bissfest garen. Abgießen, kalt abschrecken und gut abtropfen lassen. Knoblauch abziehen und in feine Scheiben schneiden. In heißem Olivenöl goldbraun ausbacken. Im Öl abkühlen lassen. Die Paprikaschoten waschen, Kerne und Zwischenhäute entfernen, dann würfeln. Tomaten waschen (Stielansätze entfernen) und würfeln. Sellerie putzen und in möglichst dünne Scheiben schneiden. Die Nudeln, Gemüsewürfel, Basilikum und das abgekühlte Öl in einer Schüssel mischen. Mit Salz und Pfeffer kräftig würzen.
(Zubereitungszeit: 30 Min.)

Zwischenmahlzeit: Je 1 Apfel
(0 g Fett, ca. 65 kcal/Portion)

Abendbrot: Paprikaquark
(1 g Fett, ca. 190 kcal/Portion)
400 g Magerquark
2 EL Tomatenmark
4 Zwiebeln
2 EL Paprikapulver edelsüß
1 EL Kümmel
4 kleine grüne Paprikaschoten
4 Scheiben Vollkornbrot

Den Magerquark mit dem in etwas Wasser angerührten Tomatenmark vermischen. Die Zwiebeln in feine Würfel schneiden und mit den Gewürzen unter den Quark rühren. Die Paprikaschoten entkernen und in Ringe schneiden. Anschließend den Paprikaquark dick auf die Brotscheiben streichen und mit den Schotenringen belegen. (Zubereitungszeit: 15 Min.)

SONNTAG

Frühstück: Quarkbrot mit Marmelade
(8 g Fett, ca. 290 kcal/Portion)
4 Scheiben Vollkornbrot
2 TL Bioreform Vitamin-Margarine
1 Pck. Magerquark
2 EL Diätkonfitüre
1 l H-Milch
2 Zitronen

Die Brotscheiben mit Margarine und Magerquark bestreichen. Die Konfitüre darüber geben. Zu jeder Portion einen großen Becher warme oder kalte Milch, und abschließend trinkt jede Person den Saft einer halben Zitrone inklusive Fruchtfleisch. (Zubereitungszeit: 5 Min.)

Zwischenmahlzeit: Bananenmix
(8 g Fett, ca. 300 kcal/Portion)
4 Bananen
½ l H-Milch
Süßstoff
4 Scheiben Knäckebrot
4 TL Bioreform Vitamin-Margarine

Die Bananen mit einer Gabel zerdrücken und mit Milch und Süßstoff gut verquirlen. Das Knäckebrot mit Margarine bestreichen und dazu essen.
(Zubereitungszeit: 4 Min.)

Mittagessen: Kartoffelrollen mit Kohlrabi
(7 g Fett, ca. 270 kcal/Portion)
1 kg Kartoffeln
500 g Kohlrabi
1 große Zwiebel
1 große Tomate
1 EL Olivenöl
Oregano
Jodsalz, weißer Pfeffer
1 Ei
1 EL Mehl
1 EL Schmand
1 EL 8-Kräuter-Mischung

Die Kartoffeln waschen, weich kochen, pellen und zu einem Püree stampfen. Dann abkühlen lassen. Inzwischen den Kohlrabi schälen und grob raspeln, die Zwiebel schälen und klein hacken. Die Tomate überbrühen, Haut abziehen und das Fruchtfleisch würfeln (Stielansatz entfernen). Olivenöl in einer Kasserolle erhitzen und Kohlrabi, Zwiebeln und Ore-

gano 5 Min. schmoren, bis die Zwiebeln weich sind. Tomatenwürfel darunter ziehen. Gut salzen und pfeffern. Die Kartoffeln mit ein wenig Salz und einem Ei verkneten (falls der Teig an den Händen hängen bleibt, etwas Mehl darüber stäuben). Auf der eingemehlten Tischplatte den Teig ausrollen und in vier Rechtecke à 10 × 20 cm teilen. Etwas Öl und Schmand darauf streichen, 8-Kräuter-Mischung und die Kohlrabi-Tomaten-Zwiebel-Füllung darüber geben. Eine Rolle anfertigen und rund 5 cm dicke Scheiben abschneiden. Diese Rollen in eine flache Form setzen, Öl und Schmand darüber geben und im nicht vorgeheizten Backofen bei 200 °C etwa 45 Min. backen, bis sie braun sind.
(Zubereitungszeit: 80 Min.)

Zwischenmahlzeit: Vitamindrink
(0 g Fett, ca. 105 kcal/Portion)
8 Kiwis
2 EL Zitronensaft
Mineralwasser

Die geschälten Kiwis mit Zitronensaft pürieren. Mit Mineralwasser auffüllen.
(Zubereitungszeit: ca. 3 Min.)

Abendbrot: Sizilianischer Tomatensalat
(4 g Fett, ca. 130 kcal/Portion)
2 Lauchzwiebeln
5 Tomaten
3 TL Olivenöl
1/2 TL Oregano
Jodsalz, weißer Pfeffer
4 Scheiben Vollkornbrot

Die Zwiebeln fein hacken und die Tomaten in Scheiben schneiden (Stielansätze entfernen). Olivenöl mit Oregano, Salz und Pfeffer abschmecken, anschließend über die Tomaten und Zwiebeln geben. 10 Min. ziehen lassen. Dann mit 1 Scheibe Vollkornbrot pro Person servieren.
(Zubereitungszeit: 15 Min.)

Das vierte Wochenende

Einkaufszettel für das vierte Wochenende

(Er geht davon aus, dass Sie – abgesehen von Mehl, Öl, den Haferflocken und den meisten Gewürzen – in der Zwischenzeit alle Lebensmittel, die Sie für das dritte Wochenende gekauft haben, verbraucht haben.)

Brot und Mehlprodukte
1 Pck. Vollkornbrot (Vollka Unser Kerniges, 500 g)
1 Pck. Knäckebrot (250 g)
1 Pck. Zwieback (Brandt)
1 Pck. Haferflocken (Knusperone, 500 g)

Milch, Milchprodukte, Eier
1 l H-Milch (Milfina, 1,5 %)
2 Pck. fettarmer Joghurt (Milfina, 500 g)
1 Pck. Magerquark (Milfina, 500 g)
1 Pck. Frischkäse mit Kräutern (Cremerie, 150 g)
1 Pck. Frischkäse mit Knoblauch (Cremerie, 150 g)
1 Pck. Schmand (Milfina, 200 g)
1 Pck. Schlagsahne (Milfina, 200 g)
1 Pck. Eier (10er-Packung, Gewichtsklasse M)

Öle und Fette
1 Pck. Bioreform Vitamin-Margarine (Bellasan, 250 g)
1 Fl. Sonnenblumenöl (Bellasan, 1000 ml)
1 Pck. Butter (Milfina, 250 g)

Gewürze
1 Pck. Petersilie (Mamsell, gefriergetrocknet)
1 Pck. 8-Kräuter-Mischung (Mamsell, gefriergetrocknet)
1 Pck. Dill
1 Pck. Majoran
1 Pck. Thymian
1 Fl. Zitronensaft (Citrovin, 200 ml)

Gemüse und Obst
4 Äpfel
8 Bananen
4 Zitronen
1 Pck. Möhren (1000 g)
2 grüne Paprikaschoten
1 Bund Lauchzwiebeln
3 Bund Radieschen
2 kg Spargel (TK-Ware, Asperges, 1000 g)
1 Pck. Champignons (500 g)
1 Eisbergsalat
1 kg Zwiebeln
2,5 kg Kartoffeln
1 Knoblauchzwiebel

Fertigprodukte
1 Glas flüssiger Honig (Goldland)
1 Glas Diätkonfitüre (Grandessa)
1 Pck. Weinsauerkraut (Gartenkrone, 500 g)
1 Dose geschälte Tomaten (Happy Harvest, 800 ml)

Getränke
Kaffee (Amaroy, 500 g)
Tee
1 Pck. Orangensaft (Premium Direktsaft, 750 ml)
Mineralwasser

Die Rezepte

SAMSTAG

Frühstück: Banane mit Haferflocken
(6 g Fett, ca. 270 kcal/Portion)
6 EL Haferflocken
4 Bananen
2 EL Orangensaft
0,6 l H-Milch
nach Geschmack Honig oder Süßstoff
2 Zitronen

Die Haferflocken in einer beschichteten Pfanne ohne Fett leicht anrösten und abkühlen lassen. Inzwischen die Bananen schälen und mit dem Orangensaft im Mixer oder mit dem Schneidestab pürieren. 2 EL Haferflocken und Milch, Honig oder Süßstoff hinzufügen und noch einmal kräftig durchmixen. In ein Glas gießen und mit den restlichen Haferflocken bestreuen.
Dazu: Kaffee oder Tee, und abschließend trinkt jede Person den Saft einer halben Zitrone inklusive Fruchtfleisch.
(Zubereitungszeit: 10 Min.)

Zwischenmahlzeit: Rohe Möhren
(0 g Fett, ca. 45 kcal/Portion)
8 Möhren
Zitronensaft

Die Möhren raspeln und mit einigen Spritzern Zitronensaft vermischen. (Zubereitungszeit: 3 Min.)

Mittagessen: Sauerkrautsuppe
(6 g Fett, ca. 95 kcal/Portion)
150 g Sauerkraut
1 Zwiebel
2 TL Sonnenblumenöl
1 Dose geschälte Tomaten
1 Knoblauchzehe
1/2 l Instantbrühe
1/2 TL Kümmel
1 TL Petersilie
1/2 TL Majoran
1/2 TL Thymian
1/2 TL Paprika edelsüß
Jodsalz, schwarzer Pfeffer

Das Sauerkraut zerpflücken. Die Zwiebel in Ringe schneiden und in Öl glasig dünsten. Das Sauerkraut zufügen und ein paar Minuten schmoren. Die Tomaten, den zerdrückten Knoblauch und die Brühe zufügen. Würzen und alles bei geringer Hitze etwa 15 Min. garen, dann abschmecken.
(Zubereitungszeit: 20 Min.)

Zwischenmahlzeit: Orangen-Vitamindrink
(2 g Fett, ca. 115 kcal/Portion)
1 Becher fettarmer Joghurt (500 g)
0,4 l Orangensaft

Den Joghurt mit Orangensaft mixen.
(Zubereitungszeit: 2 Min.)

Abendbrot: Bunter Quarkberg
(1 g Fett, ca. 130 kcal/Portion)
300 g Magerquark
4 EL H-Milch
2 grüne Paprikaschoten
1 Bund Radieschen
1 große Zwiebel
1 TL 8-Kräuter-Mischung
4 Scheiben Knäckebrot

Den Quark mit Milch glatt rühren und die geputzten und entkernten Paprikaschoten, vier Radieschen und die Zwiebel klein geschnitten darunter mengen. Als Berg auf einen Teller häufen, mit der 8-Kräuter-Mischung bestreuen, mit den restlichen Radieschen garnieren und dazu die Knäckebrote verzehren. (Zubereitungszeit: 15 Min.)

SONNTAG

Frühstück: Marmeladenzwieback und Käsebrot
(5 g Fett, ca. 410 kcal/Portion)
4 Scheiben Zwieback
2 TL Bioreform Vitamin-Margarine
1 EL Diätkonfitüre
4 Scheiben Vollkornbrot
4 EL Frischkäse »Cremerie« mit Kräutern
Jodsalz
4 Bananen
2 Zitronen

Die Zwiebäcke mit Margarine und Konfitüre, die Brotscheiben mit Frischkäse bestreichen und nach Geschmack mit etwas Salz bestreuen.

Zu jeder Portion eine Banane sowie Kaffee oder Tee, und abschließend trinkt jede Person den Saft einer halben Zitrone inklusive Fruchtfleisch.
(Zubereitungszeit: 5 Min.)

Zwischenmahlzeit: Gemüseteller
(0 g Fett, ca. 35 kcal/Portion)
2 Bund Radieschen
4 große Möhren

Die Radieschen und Möhren putzen und auf vier Teller verteilen.
(Zubereitungszeit: 5 Min.)

Mittagessen: Spargel mit Kartoffeln und Dillcreme
(5 g Fett, ca. 455 kcal/Portion)
1,5 kg Kartoffeln
Jodsalz, weißer Pfeffer
1 EL Butter
2 kg Spargel
2 Lauchzwiebeln
200 g fettarmer Joghurt
2 EL Schmand
2 EL Frischkäse mit Knoblauch
2 EL Dill

Die Kartoffeln gründlich bürsten und in wenig Wasser mit der Schale weich kochen. Reichlich Wasser mit Salz und der Butter zum Kochen bringen. Den Spargel hineinlegen, aufkochen und in 10–20 Min. bissfest garen. Die Lauchzwiebeln in feine Ringe schneiden. Den Joghurt mit dem Schmand und dem Frischkäse verrühren. Den Dill und die

Zwiebelringe darunter mischen. Dann die Creme mit Salz und Pfeffer abschmecken. Den Spargel herausnehmen, abtropfen lassen und mit den Kartoffeln auf vorgewärmten Tellern anrichten. Dazu die Dillcreme servieren.
(Zubereitungszeit: 45 Min.)

Zwischenmahlzeit: Je ein Apfel
(0 g Fett, ca. 65 kcal/Portion)

Abendbrot: Champignonbrot
(5 g Fett, ca. 190 kcal/Portion)
12 große frische Champignons
2 EL Zitronensaft
200 g Magerquark
3 EL Sahne
2 EL Petersilie
Jodsalz, weißer Pfeffer
4 Scheiben Vollkornbrot
2 hart gekochte Eier
4 Salatblätter

8 Champignons putzen, klein hacken und mit Zitronensaft beträufeln. Mit dem Quark, der Sahne, der Petersilie und den Gewürzen verrühren. Die Vollkornbrot-Scheiben damit dick bestreichen. Anschließend werden die restlichen vier Champignons blättrig geschnitten und ebenfalls mit Zitronensaft beträufelt. Die Eier schälen und mit einem Eierschneider in Scheiben schneiden. Zum Schluss die Champignonblätter und Eierscheiben auf den Broten anrichten und mit den in Streifen geschnittenen Salatblättern belegen.
(Zubereitungszeit: 20 Min.)

Sie haben es geschafft – Wann machen Sie weiter?

Herzlichen Glückwunsch, wenn Sie das hier lesen, haben Sie höchstwahrscheinlich mindestens eine der in diesem Buch vorgestellten Diäten hinter sich gebracht. Das ist eine Leistung! Doch eine erfolgreich absolvierte Diät ist kein Freibrief für ungehemmtes Schlemmen in der Zukunft. Denn Sie möchten doch Ihre gute Figur bewahren, nicht wahr?! Deshalb ernähren Sie sich auch weiterhin figurbewusst, nehmen Sie nach der Diät nicht wieder Ihre alten Essgewohnheiten auf. Wählen Sie fettarme Produkte wie magere Wurst- und Käsesorten, Schinken ohne Fettrand etc. Verzichten Sie auch soweit möglich auf Zucker; Süßstoff in flüssiger oder Tablettenform ist ein guter Ersatz. Gemüse und Salat sollten bei fast allen Mahlzeiten vertreten sein. Achten Sie darauf, viel zu trinken und täglich etwas Sport zu treiben. Und falls es doch mal wieder etwas zu viel der guten Dinge geworden ist, dann machen Sie einfach einer der ALDI-Diäten, mit der Sie schon so gute Erfahrungen gemacht haben. Oder Sie probieren eine andere aus. Oder Sie kreieren neue Rezepte. Denn die Auswahl bei ALDI ist ja groß genug!

Was dünne Frauen über Diäten wissen

Vergessen Sie Diätbücher! Sie haben sie gelesen. Sie haben alle möglichen Diäten ausprobiert. Sie haben zwei Kilo verloren ... und vier zugenommen. Es ist an der Zeit, daß Ihnen jemand die Wahrheit sagt: In diesem Buch sind alle Tricks und Geheimnisse dünner Frauen gesammelt. Lernen Sie alles über Anti-Kalorien-Hypnosen, Kaugummidiäten, Nackt-Essen und die Maßeinheit »Kalorien pro Minute«. Oder lassen Sie sich einfach ins Weltall schießen – hundertprozentiger Gewichtsverlust garantiert.

Sie fühlen sich zu dick? Stellen Sie sich neben einen Elefanten!

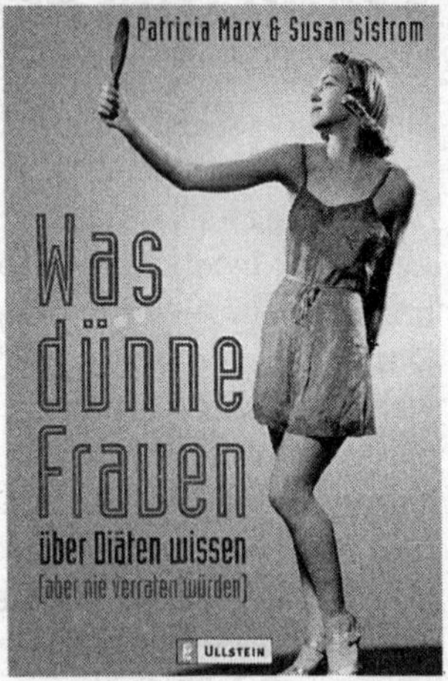

Patricia Marx/Susan Sistrom

Was dünne Frauen über Diäten wissen

(aber nie verraten würden)